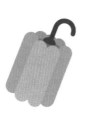
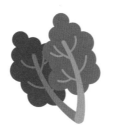
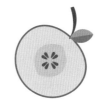

居民肿瘤
自我健康管理手册

主编　万绍平

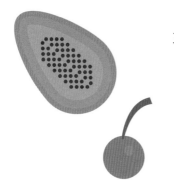

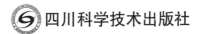
U0254939

JUMIN
ZHONGLIU
ZIWO JIANKANG
GUANLI SHOUCE

四川科学技术出版社

图书在版编目 (CIP) 数据

居民肿瘤自我健康管理手册 / 万绍平主编. —成都:
四川科学技术出版社, 2023.4
ISBN 978-7-5727-0935-7

Ⅰ.①居… Ⅱ.①万… Ⅲ.①肿瘤－防治－手册
Ⅳ.①R73-62

中国国家版本馆CIP数据核字(2023)第054308号

本书获四川省科技厅区域合作项目资助 [《青
海地区居民肿瘤智能健康管理系统研发与应用》
（项目编号：2021YFQ0032）]

居民肿瘤自我健康管理手册

主　　编　万绍平

出 品 人　程佳月
组稿编辑　肖　伊
责任编辑　税萌成
封面设计　墨创文化
责任出版　欧晓春
出版发行　四川科学技术出版社
　　　　　地址　成都市锦江区三色路238号　邮政编码　610023
　　　　　官方微博 http://weibo.com/sckjcbs
　　　　　官方微信公众号　sckjcbs
　　　　　传真 028-86361756
成品尺寸　145mm×210mm
印　　张　7.75　字数 150 千
印　　刷　成都兴怡包装装潢有限公司
版　　次　2023年6月第 1 版
印　　次　2023年6月第 1 次印刷
定　　价　39.00元

ISBN 978-7-5727-0935-7

邮　　购　成都市锦江区三色路238号新华之星A座25层　邮政编码：610023
电　　话　028-86361770

编委会名单

主　编　万绍平　四川省肿瘤医院

副主编　金永东　四川省肿瘤医院

　　　　　王国蓉　四川省肿瘤医院

　　　　　闫国福　青海省第五人民医院（青海省肿瘤医院）

编　者（排名不分先后）

　　　　　马永莲　青海省第五人民医院（青海省肿瘤医院）

　　　　　王青青　四川省肿瘤医院

　　　　　文　敏　四川省肿瘤医院

　　　　　张铃林　成都中医药大学公共卫生学院

　　　　　李玉婷　成都中医药大学公共卫生学院

　　　　　李　菊　成都中医药大学公共卫生学院

　　　　　李蓝星　电子科技大学医学院

　　　　　杨中华　四川省肿瘤医院

　　　　　杨　婧　四川省肿瘤医院

　　　　　武文博　四川省肿瘤医院

　　　　　易　芳　四川省肿瘤医院

　　　　　赵思佳　青海省第五人民医院（青海省肿瘤医院）

　　　　　容丽楼　电子科技大学医学院

绘　图　冯睦茄　周章俊

前 言
QIANYAN

　　根据国家癌症中心数据显示，2015年，我国癌症新发392.9万人，相当于平均每分钟有8个人被确诊为癌症；233.8万人死于癌症，相当于平均每分钟有5个人死于癌症，癌症已成为严重威胁我国居民健康的重大公共卫生问题。世界卫生组织指出，若能控制癌症相关的危险因素，1/3的癌症可以预防；若能早期发现，1/3的癌症可以治愈；其余1/3的癌症通过科学治疗可以减轻痛苦，延长生存期。因此，科学的预防、筛查及诊疗康复均非常重要。目前我国居民对恶性肿瘤的危害、预防、早期症状、治疗及康复等知识普遍认识不足，大部分居民的肿瘤自我健康管理意识和应对能力较弱。因此，希望通过出版《居民肿瘤自我健康管理手册》，让大众掌握肿瘤防治知识，改变不良生活习惯，降低其患癌风险；让癌症患者及家属掌握科学规范的诊疗及康复知识，主动配合，积极面对癌症，提高其肿瘤自我健康管理能力。

　　2021年4—6月，本书编写组成员先后3次讨论制定了《居民肿瘤自我健康管理手册》编写框架，确定了各成员所要撰写的章节内容及手册编写的格式要求。2021年10月，编写组完成《居民肿瘤自我健康管理手册》初稿。2021年10月至2022年

3 月，由相关专家对初稿进一步完善，并完成手册相关图画的绘制。于 2022 年 5 月最终定稿。

本书主要包括居民患癌风险评估、如何预防肿瘤、如何早期发现肿瘤、如何就医、如何康复、如何省钱等六大章节，系统阐述了从肿瘤预防、发现，到肿瘤的诊断、治疗、康复的全周期管理过程。

本书通过案例、图画、表格等形式简单生动地表述了肿瘤的相关知识，内容既照顾到普通居民对肿瘤预防、早期发现等知识的需求，也照顾到患者及其家属对就医、肿瘤诊治与康复、医保等知识的需求。同时，本书也是基层医生增加对肿瘤的认识，提升其肿瘤防治能力的一本科普图书。由于编者水平有限，不足之处在所难免，敬请各位读者批评指正。最后，在本书付梓之际，特对参与本书编写、提出宝贵建议的各位专家、同事表示衷心的感谢！

编者
2022 年 5 月

目 录
MULU

第一节　患癌风险自测

肿瘤分为良性肿瘤和恶性肿瘤两种，恶性肿瘤又叫作癌症。一般情况下，不可能确切地知道一个人会不会得癌症，但研究表明，某些因素可能会增加一个人的患癌风险，这些因素被称为危险因素；某些因素可能会降低一个人的患癌风险，这些因素被称为保护因素。我们可通过收集个人的身体状况、生活习惯、既往病史和家族遗传史等信息，了解这些信息中可能包含的危险因素和保护因素，根据这些信息可以评估患癌风险。

一、哪些是肿瘤危险因素？

恶性肿瘤的常见危险因素主要分为 3 类：环境因素、

自身因素与不良生活方式，我们可从以上 3 类因素评估自己的患癌风险。

（一）环境因素

1.化学因素

在自然界与日常生活中广泛存在着化学致癌物质。世界卫生组织（WHO）国际癌症研究机构（IARC）公布的致癌物清单显示，明确的人类致癌物质共 121 种，其中常见的化学致癌物质见表 1-1。

表1-1　常见化学致癌物质及来源

化学致癌物质	常见来源
甲醛	①保鲜蔬菜，如娃娃菜； ②水产品、水发食品，如鱿鱼、鸭肠等； ③装修的勾缝胶，多见于门窗、家具、地板等拐角、结合处； ④劣质衣物； ⑤汽车脚垫； ⑥劣质仿瓷餐具
苯并芘	①高温油炸食品，如炸鸡、汉堡、薯条； ②厨房油烟； ③炭烤食品，如烧烤； ④油墨； ⑤汽车尾气； ⑥多环性碳氢化合物，如煤焦油、沥青、粗石蜡、杂酚油、蒽油等

续表

化学致癌物质	常见来源
黄曲霉毒素	①发霉的食物，如霉变花生、玉米、豆类、坚果等； ②劣质芝麻酱，以糠芝麻、瘪花生或变质花生为原料的酱； ③土榨植物油
亚硝铵	①久存的绿叶蔬菜、隔夜菜； ②加工肉，如香肠、火腿、腊肉、培根等； ③腌制食品，如泡菜、咸鱼等； ④火锅汤
尼古丁	香烟
乙醇	酒精饮料
空气颗粒物（$PM_{2.5}$）	空气污染

化学致癌物会增加肺癌、膀胱癌、喉癌、皮肤癌、白血病、鼻咽癌等患病风险。不过，接触致癌物并不意味着一定会患癌症；一个人接触致癌物是否会患癌症受多种因素的影响，包括接触数量、持续时间及遗传等因素。

2.物理因素

常见的物理致癌因素主要包括电离辐射与紫外线两种。

（1）电离辐射：常见于医学检查，如 X 射线、CT 扫描和核医学扫描。少量接触不一定致癌，长期多次接触有患癌风险。

（2）紫外线：主要来自太阳光，长期暴晒会增加患皮肤癌的风险。

此外，氡气也是一种致癌物质，多见于房基土壤、建筑材料（如花岗岩、砖砂、水泥、石膏等）及天然气中释放出的氡。

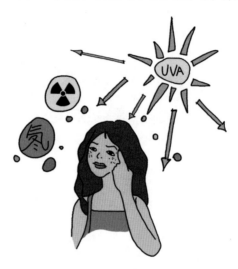

【案例】

王女士夫妻俩平时十分注重健康，不抽烟，不饮酒，饮食也很健康。在装修新房时，王女士考虑甲醛对人体的危害，特地选择了价格贵一些的天然大理石和花岗岩地板，对客厅和卧室进行了通铺。装修完成后，王女士心想客厅和卧室铺的都是大理石，没有甲醛，所以在入住前并未请专业机构检测室内空气有害物质是否超标。在搬进新家住了几年后，身体本来很好的王女士发现自己经常感冒，而且咳嗽得特别厉害，到医院一检查，被确诊为肺癌。此后没多久，王女士的丈夫也出现了发热、咳嗽的症状，也被诊出肺癌。

在询问病史时，医生发现夫妻俩的病情应该与其房屋内大面积使用的大理石有关。某些大理石会释放氡气，大面积使用时易造成室内氡气浓度超标，长期生活在氡气浓度超标的环境中易诱发癌症。

3.生物性致癌因素

如图 1-1 所示，已明确的生物性致癌因素主要分为病毒类、细菌类和寄生虫类 3 类 9 种。

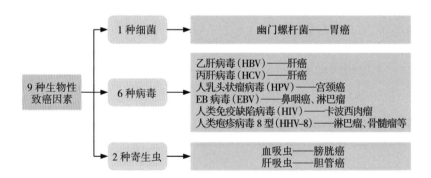

图1-1　常见生物性致癌因素

4.环境污染

《世界癌症报告》明确指出，室内外空气污染是造成人类环境癌症负担的最重要因素之一。2017 年仅空气污染就导致全球约 35 万人死于肺癌。有研究表明，饮用含有大量砷的水会导致皮肤癌、膀胱癌和肺癌。

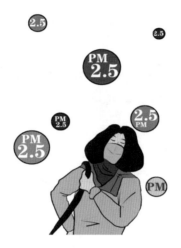

（二）自身因素

1.遗传因素

肿瘤具有遗传易感性，有 5%~10% 的肿瘤是因为遗传了父母的致癌基因而引起癌变的，如乳腺癌、胃癌多具有家族遗传史。

2.内分泌因素

尽管激素在人体中有重要的生理作用，但它们也与某些癌症的患病风险增加有关。例如，更年期联合使用激素疗法（雌激素＋黄体酮）会增加女性患乳腺癌的风险；绝经期单独使用雌激素会增加患子宫内膜癌的风险。

3.免疫因素

由感染、异常免疫反应、肥胖等因素引起的慢性炎症会致使 DNA 受损，进而导致患癌风险增加。例如，患有溃疡性结肠炎和克罗恩病等慢性炎症性肠病的人患结、直肠癌的风险会更高。

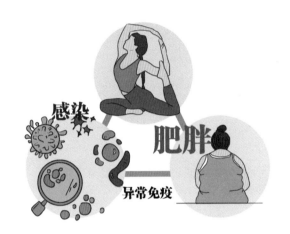

4.年龄

年龄的增长是恶性肿瘤最重要的危险因素。随着年龄的增长，恶性肿瘤的发病率逐渐上升，其原因为：

（1）随着年龄的逐渐增大，人接触致癌因素的概率也越大，如长期吸烟或饮酒，患癌风险会增加。

（2）随着年龄的逐渐增大，人体的免疫功能在减退。

5.个人疾病史

研究表明，一些疾病会增加个人的患癌风险，如糖尿病会增加结直肠癌的患病风险，其他疾病详见表1-2。具有致癌疾病史并不意味着一定会患癌，只是相对一般人群来说，患癌概率更大。癌症的发生是多因素、多环节的复杂过程，最终是否发生癌症，还要结合接触的外部环境来评估。

表1-2　个人疾病史可能致癌的癌种清单

个人疾病史	可能致癌癌种
慢性阻塞性肺疾病（COPD）	肺癌
慢性萎缩性胃炎、胃溃疡、胃息肉、手术后残胃、肥厚性胃炎、恶性贫血等	胃癌
胃食管反流病	食管癌
高危性腺瘤／息肉、炎症性肠病（溃疡性结肠炎或克罗恩病）、糖尿病	结直肠癌
乙肝、丙肝、肝硬化、遗传性代谢病（血色病、α1-抗胰蛋白酶缺乏症、糖原贮积病、迟发性皮肤卟啉症、酪氨酸血症等）	肝癌
乳腺囊肿、乳腺上皮不典型增生、子宫内膜异位症	乳腺癌
宫颈病变史	宫颈癌
林奇综合征（遗传性非息肉病性结、直肠癌综合征）	卵巢癌

（三）不良生活方式

1.饮食因素

世界癌症研究基金会曾明确指出，不良饮食习惯可导致30

多种癌症。常见不良饮食习惯如下：

（1）摄入不足。蔬菜、水果、膳食纤维、钙等摄入不足是饮食因素中排名第一的致癌风险因素，占 15.6%。

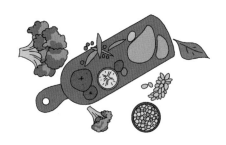

（2）摄入过多。红肉、加工肉、腌菜、熏炸烧烤类食物摄入过多。红肉，指所有来自哺乳动物的肉类，包括牛肉、猪肉、羊肉、马肉等；加工肉，指经熏制、腌制、风干等方式处理的肉类，包括肉干、火腿、肉罐头、腊肉、腊鱼等。上述食物中含有较多的致癌物，经常食用会增加患癌风险，如过量食用红肉和腌制肉类可能会增加患结、直肠癌的风险。

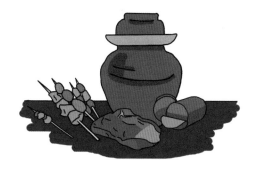

（3）槟榔。约60%的口腔癌患者发病与吃槟榔有关。槟榔表面比较粗糙，反复咀嚼会损伤口腔黏膜，导致口腔黏膜形成

白斑，而白斑是癌前病变，比正常口腔组织更易癌变。此外，槟榔里含有致癌物质，咀嚼时致癌物质与口腔直接接触，易引起口腔细胞发生病变、癌变，从而诱发口腔癌。

2.吸烟

吸烟是导致癌症发病和死亡的主要原因。吸烟可导致多种癌症，包括肺癌、喉癌、口腔癌、食管癌、膀胱癌、肾癌、肝癌、胃癌、胰腺癌、结直肠癌、子宫颈癌及急性髓系白血病。

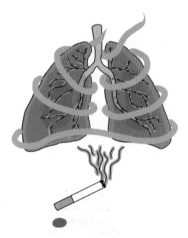

吸烟致癌的原因如下：

（1）破坏细胞基因。一方面，烟草中含有多种致癌物质，如尼古丁、吡啶、烟焦油、芳香类化合物等，这些致癌物质可破坏细胞基因，导致基因突变，从而诱发癌症。另一方面，烟草在生长过程中易从土壤、肥料和空气中吸收放射性物质，导致烟草中可能含有较多的放射性核素，这些放射性物质随烟雾进入人体后，会释放出 α 射线，损伤机体组织细胞，诱发基因突变，从而导致癌症。

（2）损伤免疫功能。人体的免疫系统中存在一种淋巴细胞——自然杀伤细胞，它能直接抑制和杀灭癌细胞。吸烟会降低自然杀伤细胞活性，吸烟越多，自然杀伤细胞活性就越低。

研究表明，二手烟（也称为环境烟草或烟雾）也能使不吸烟者患肺癌的风险升高。使用无烟烟草（也被称为口用烟草、嚼烟或鼻烟）可导致口腔癌、食管癌和胰腺癌的患病风险升高。

3.饮酒

研究表明，大量或经常饮酒会增加患口腔癌、喉癌、食管癌、肝癌、乳腺癌和结直肠癌的风险。酒精（C_2H_6O）一方面会给人体肝脏造成极大的代谢负担，另一方面会影响人体的遗传物质，导致部分基因发生突变，进而诱发癌症。

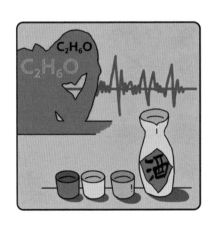

【案例】

王某，男，59 岁，平时喜欢吃猪肉、牛肉等红肉，偶尔吃些鸡、鸭、鱼等白肉。同时，王某也非常喜欢吃香肠、腊肉、泡菜等食物，每周都要吃些香肠、火腿等加工肉，几乎一日三餐都要吃泡菜。受家人、亲戚、朋友的影响，王某从十几岁时就开始抽烟，而且每天至少抽 2 包烟，连续抽了 40 多年。除此之外，王某也非常喜欢喝酒，从二十几岁起每天都要喝白酒，已经喝了 35 年。据王某回忆，他的父母、姐妹得过胃癌、肝癌、食管癌，他自己也患有胃病。平时，王某性格争强好胜，脾气急躁，经常发火。

2021 年 8 月初，王某肚子开始出现反复疼痛，他自以为是胃病犯了，未放在心上。在肚子疼痛了 20 来天后，王某决定去医院看看。2021 年 8 月 20 日王某前往医院就诊，经胃镜检查诊断为胃癌。

4.肥胖

研究表明，肥胖与绝经后患乳腺癌、结直肠癌、子宫内膜癌、食管癌、肾癌、胰腺癌的高风险有关。肥胖导致癌症的可能原因为：

（1）过量的脂肪组织会产生过量的雌激素，进而增加患乳腺癌和子宫内膜癌的风险。

（2）肥胖人群血液中的胰岛素和胰岛素样生长因子 –1

（IGF-1）的水平常常比较高，IGF-1可以促进某些肿瘤的生长。

（3）脂肪细胞会产生的一些激素，如瘦素（leptin），可以促进细胞增殖，导致细胞增殖紊乱，而许多癌症正是因为细胞增殖紊乱引起的。

（4）肥胖的人常合并慢性炎症，这与癌症风险增加相关联。

快来算一算您超重了吗?

身体质量指数（body mass index，BMI）

$$BMI=体重（kg）÷身高^2（m）$$

◆ BMI<18.5，体重过轻

◆ 18.5≤BMI<24，正常体重

◆ 24≤BMI<28，超重

◆ BMI≥28，肥胖

二、评估自我患癌风险

尽早知晓自身的不良行为因素与患癌风险，可及时改变不良生活习惯，定期参加防癌体检，这有助于降低自身患癌风险，及早发现癌前病变，从而降低癌症的发病率与死亡率。

依据国家癌症中心总结的主要癌症筛查和早诊早治方法及上海市抗癌协会制定的《居民常见恶性肿瘤筛查和预防推荐》，四川省肿瘤医院开发了"肿瘤风险评估工具"。请使用微信扫描下面的小程序码，回答相关问题，提交后会生成一份癌症风险评估报告，包括主要癌症的患癌风险、预防措施与筛查建议。

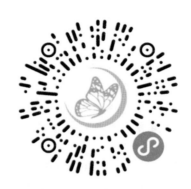

第二节　哪些人得了肿瘤

根据国家癌症中心数据显示，2015 年，我国癌症新发 392.9 万人，相当于平均每分钟有 7 个人被确诊为癌症；233.8 万人死于癌症，相当于平均每分钟有 5 个人死于癌症。

$$\frac{3\,929\,000 \text{ 例}}{365 \text{ 天}} \approx 10\,765 \text{ 例} / \text{天}$$

每分钟　有 7 人被诊断为癌症，
　　　　有 5 人死于癌症。

一、发病与死亡情况

如图 1-2 所示，2015 年，我国癌症粗发病率前 5 位的癌症依次为：肺癌、乳腺癌、胃癌、结直肠癌、肝癌；前 6~10 位的癌症依次为：食管癌、宫颈癌、甲状腺癌、子宫癌、前列腺癌。2015 年，我国癌症死亡率前 5 位的癌症依次为：肺癌、肝癌、胃癌、食管癌、结直肠癌；前 6~10 位的癌症依次为：乳腺癌、胰腺癌、宫颈癌、前列腺癌、脑癌。

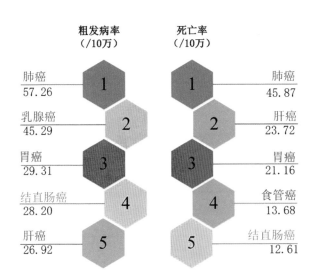

乳腺癌仅包括女性乳腺癌

图1-2 我国前5位恶性肿瘤流行情况

二、年龄分布情况

1.发病情况

癌症的发病率随年龄的增长而上升，40岁以下人群中癌症发病率处于较低水平，40岁以后开始快速升高，到80岁年龄组达到高峰；癌症发病人数分布主要集中在60岁以上。

2.死亡情况

癌症的死亡率随年龄的增长而上升。在39岁以下人群中，男性癌症死亡率略高于女性；在40岁及以上人群中，男性癌症死亡率明显高于女性。男性癌症死亡人数在60~64岁年龄组达到高峰，女性癌症死亡人数在75~79岁年龄组达到高峰。

三、性别分布情况

1.发病情况

2015年，全国男性癌症新发215.1万人，相当于平均每分钟有4个男性被确诊为癌症；女性癌症新发177.8万人，相当于平均每分钟有3个女性被确诊为癌症。如图1-3所示，男性发病人数前5位肿瘤为：肺癌、胃癌、肝癌、结直肠癌、食管癌；女性发病人数前5位肿瘤为：乳腺癌、肺癌、结直肠癌、甲状腺癌、胃癌。

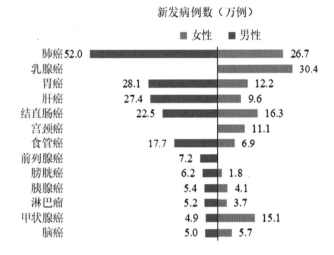

图1-3　2015年全国分性别癌症发病情况

2.死亡情况

2015年，男性癌症患者死亡148.0万人，相当于平均每分钟有3个男性死于癌症；女性癌症患者死亡85.8万人，相当于平均每分钟有2个女性死于癌症。如图1-4所示，男性死亡人数前5位肿瘤为：肺癌、肝癌、胃癌、食管癌、结直肠癌；女性死亡人数前5位肿瘤为：肺癌、胃癌、肝癌、结直肠癌、乳腺癌。

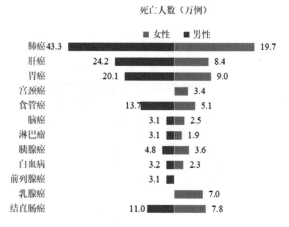

图1-4　2015年全国分性别癌症死亡情况

四、地区分布情况

1.发病情况

如图 1-5 所示，我国华南地区癌症发病率最高，其次是东北和华东地区，西南地区的发病率最低。

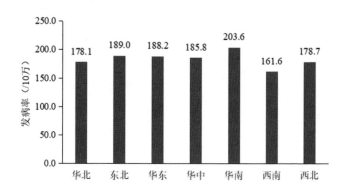

图1-5　2015年我国各地区癌症发病率情况

肾癌的发病率在华北地区最高，肺癌、女性乳腺癌和膀胱癌的发病率在东北地区最高，食管癌和宫颈癌的发病率在华中地区最高，结直肠癌、肝癌、前列腺癌、淋巴瘤和白血病的发病率在华南地区最高，胃癌的发病率在西北地区最高。

2.死亡情况

如图1-6所示，2015年，我国华中地区的癌症死亡率最高，其次是东北地区，华北地区的死亡率最低。

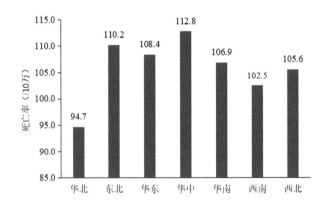

图1-6　2015年我国各地区癌症死亡率情况

肺癌、乳腺癌、肾癌和膀胱癌的死亡率在东北地区最高，食管癌和宫颈癌的死亡率在华中地区最高，结直肠癌、肝癌、前列腺癌和淋巴瘤的死亡率在华南地区最高，胃癌的死亡率在西北地区最高。

（王青青）

参考文献

Zhang SW, Sun KX, Zheng RS, et al. Cancer incidence and mortality in China, 2015[J]. JNCC, 2021, 1(1):2–11.

第二章

如何预防肿瘤

目前，已明确 80% 的癌症是由环境因素所致——不良饮食习惯占致癌因素的 35%，吸烟占致癌因素的 30%，故癌症是可以预防的。从正常细胞演变为癌细胞，再形成危及人体健康的肿瘤，通常需要 10~20 年，甚至更长的时间。在这期间，如果改变不良饮食习惯、不良行为习惯等致癌因素，可阻止癌细胞的进一步形成，从而预防癌症。

一、需掌握的肿瘤预防方法

癌症不是一种单一的疾病，而是一组相关的疾病。遗传、生活方式及环境中的许多因素都可能增加或减少我们患癌症的风险。因此，可从以下 3 个方面预防癌症。

（一）合理饮食——"一多三少"

1.多吃全谷物、蔬菜、水果和豆类

研究证据表明，食用全谷物（如糙米、小麦、燕麦等）、蔬菜和水果有助于预防与肥胖相关的癌症。未经加工的植物源食品富含营养和膳食纤维，多吃这些食物，能更有效地调节能量摄入，预防体重增加、超重和肥胖。

2.少吃红肉与加工肉类

充足的研究证据表明，经常食用牛肉、猪肉、羊肉等红肉及腊肉、香肠、火腿、烧烤等加工肉类可能导致结直肠癌。为保证身体摄入足够的蛋白质、铁和其他微量元素，可考虑食用适量的鸡、鸭、鱼、虾等白肉及鸡蛋、奶制品。此外，也可以从豆类和谷物的混合物中获取足够的蛋白质。

3.少吃"快餐"

少吃汉堡、炸鸡、薯条等"快餐"及其他高脂肪、高淀粉或高糖的加工食品（如薯片、面包、蛋糕、饼干、糖果等），这些食品往往能量较高、微量元素含量较低，过量摄入易导致肥胖。

4.少喝含糖饮料

研究表明，长期或大量饮用含糖饮料会导致体重增加、超重

和肥胖。为保证身体摄入足够的水，最好是喝白开水或不加糖的饮料，如茶或咖啡；不能大量饮用果汁，因为即使不加糖，果汁也可能导致体重增加。

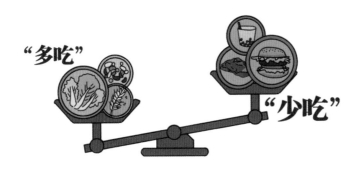

（二）适量运动——"321原则"

研究表明，运动锻炼可以预防结肠癌、乳腺癌和子宫内膜癌。国家体育总局编写的《全民健身指南》提出，居民运动健身要遵循"321原则"，即3种基本运动类型、2种运动强度、1小时运动时间。

1.参加3种基本类型的运动

为了健康，居民应当参加3种基本类型的运动，分别是有氧运动、力量练习、拉伸练习，居民应根据自身情况选择适宜的运动（详见表2-1）。

表2-1　3种基本类型运动及其健身效果

运动类型		运动方式	健身效果
有氧运动	中等强度	慢走、慢跑（6～8千米/时）、骑自行车（12～16千米/时）、游泳、跳广场舞、有氧操、做家务、瑜伽、太极拳等	提高心肺功能、减轻体重、调节血压、改善血脂
	大强度	快跑（8千米/时以上）、快速骑自行车（16千米/时以上）等	
力量练习		①非器械练习：包括俯卧撑、原地纵跳、仰卧起坐等；②器械力量练习：在各种力量练习器械上进行，如哑铃、杠铃、弹力带等	提高肌肉力量、增加肌肉体积、发展肌肉耐力，促进骨骼发育和骨健康
拉伸练习		①静力性牵拉：包括正压腿、侧压腿、压肩等；②动力性牵拉：包括正踢腿、侧踢腿、甩腰等	增加关节的活动幅度，提高运动技能，减少运动损伤

2.参加2种强度的运动

《全民健身指南》建议我国居民参加2种强度的运动，即中等强度与大强度，其划分标准及运动方式见表2-2。

表2-2　运动强度划分及其运动方式

运动强度	心率（次/分）	呼吸	主观体力感觉	运动方式
中等强度	100~140	比较急促	稍累	慢走、骑自行车、家务、园艺、游泳、跳舞等

续表

运动强度	心率（次／分）	呼吸	主观体力感觉	运动方式
大强度	＞140	急促	累	跑步、快速游泳、快速骑自行车、团队运动等

3.每天运动1小时

《全民健身指南》建议居民每天运动30 ～ 60 分钟，每周应运动 3 ～ 7 天，每周至少进行 150 分钟的中等强度运动或 75 分钟的大强度运动。每天运动 1 小时的活动内容应包括准备活动、基本活动与放松活动 3 部分，具体内容如图 2–1 所示。

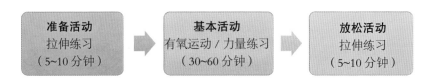

图2-1　每天运动1小时活动内容及安排

（三）戒烟限酒

1.如何戒烟

吸烟是导致癌症发病与死亡的主要原因，想要健康，唯有戒烟。戒烟是一件比较困难的事情，要想成功戒烟需要一些技巧，具体如下：

（1）打算戒烟阶段：戒烟前要知道自己为什么戒烟，列出想戒烟的所有理由。

您为什么想戒烟?

①想要变得更健康

◆ 我患癌症、心脏病、中风、白内障等疾病的概率会降低。

◆ 我的呼吸会更轻松，咳嗽会更少。

◆ 我的血压会下降。

◆ 我的皮肤看起来会更健康、更年轻。

◆ 我的牙齿和指甲不会发黄。

◆ 我的味觉会更好。

②想要更好的生活

◆ 我会有更多的钱花。

◆ 我可以花更多的时间与家人在一起。

◆ 我不用关心在哪里可以抽烟或哪里不能抽烟。

◆ 我的衣服闻起来会没有烟味。

◆ 我能更好地闻到食物与其他东西的味道。

◆ 我能保护我的朋友和家人免受二手烟的危害。

◆ 我能为我的孩子树立一个好榜样。

（2）准备戒烟阶段：制订个性化戒烟计划，帮助处理戒烟时遇到的问题，具体步骤如表 2-3 所示：

表2-3　制订个性化戒烟计划步骤

步骤	内容	建议
第一步	设定戒烟日期：选择一个戒烟开始时间点	①给自己时间准备，帮助自己建立戒烟的信心与找到合适的技能； ②选择一个不超过 1~2 周的戒烟开始时间点，若该时间点距离太远可能会让你有时间改变主意或变得没有动力； ③选择一个心理上放松、没有精神或时间压力的时间； ④在日历上圈出戒烟日，把它写在你每天都能看到的地方，时刻提醒自己
第二步	识别吸烟诱因：明确自己为什么要吸烟，寻找吸烟诱因	一般情况下，某些活动、感觉和人都可能会"触发"吸烟冲动，试着预测这些吸烟诱因，并尝试合理规避
第三步	制订吸烟诱因应对方法	①扔掉香烟、打火机和烟灰缸； ②避免咖啡因，它会使你感到紧张不安； ③与不吸烟的人待在一起； ④去禁止吸烟的地方； ⑤健康饮食、充分休息，疲劳会促使你抽烟； ⑥改变你的习惯，避免与吸烟有关的事情
第四步	正确认识戒断症状：戒烟时，您可能会感到沮丧、失眠、暴躁、焦虑、紧张、思维不清晰，非常渴望香烟，这些症状被称为戒断	①戒断症状在停止吸烟后几小时就会出现，在戒烟后头 3 周，尤其是第 1 周最为严重； ②戒断症状通常持续 2~3 周，如持续 3 周以上需咨询医生

续表

步骤	内容	建议
第五步	制订戒断症状应对方法	①采取戒烟药物：尼古丁替代疗法（NRT）是最常用的戒烟药物，NRT通过给你少量的尼古丁来减少戒断感，减少吸烟的冲动，但它不会完全消除吸烟的冲动；NRT有几种不同的形式，包括口香糖、贴片、鼻喷雾剂、吸入器和锭剂；②罗列戒烟支持途径

（3）开始戒烟阶段：一旦开始戒烟，你可以采取以下5个步骤来保持戒烟（如表2-4）。

表2-4　保持戒烟的5个步骤

步骤	内容	建议
第一步	坚持计划	重新检查你的戒烟计划，它将帮助你保持专注、自信，并有动力戒烟
第二步	寻求支持	独自戒烟是很困难的，在重要人物的支持下戒烟就容易多了，你可以尝试从下列途径获得支持：①家人、朋友支持。告诉家人和朋友你打算戒烟，让他们帮你一起做无烟活动，如看电影；让吸烟的朋友或家人和你一起戒烟，至少不要在你身边吸烟；提醒朋友和家人，戒烟时你可能心情不好，请他们耐心地帮助你渡过难关。②网络支持。下载一些戒烟APP，如戒烟大师、戒烟军团、戒烟帮，帮助你克服吸烟渴望。③专业人员支持。与医疗卫生人员交谈，寻找一个适合你的戒烟方法

续表

步骤	内容	建议
第三步	保持忙碌	可考虑尝试以下活动：运动、嚼口香糖或硬糖、玩游戏、多喝水、深呼吸放松、看电影、与无烟朋友和家人共度时光等
第四步	保持乐观	戒烟很难，试着不要把戒烟看成是永远的。关注每一个"今天"，时间就会累积起来，它有助于你保持积极的戒烟态度
第五步	时刻提醒	把戒烟理由清单放在你经常看到的地方，如以前放香烟的地方。当你有吸烟的冲动时，看看清单，提醒自己为什么要戒烟

（4）坚持戒烟阶段：正确认识复吸。在戒烟过程中复吸是一个普遍现象，关键是要从中获得教训，牢记自己戒烟的原因，想想戒烟带来的好处。如果你复吸了，可尝试以下方法重新回到正轨，将戒烟计划继续下去。

①复吸并不意味着你的戒烟会失败，所以复吸后不能放弃戒烟。

②想想你以前是如何战胜吸烟渴望的，试着用这些方法来再次应对。

③尽快重新开始戒烟，不要放弃你戒烟的目标。

④与家人或朋友谈谈，请他们帮忙保持无烟。

2.限制饮酒

有充分的证据表明，饮酒是口腔癌、喉癌、食管癌、肝癌、结直肠癌、乳腺癌和胃癌的危险因素。为了预防癌症，应限制饮酒。《中国居民膳食指南（2016）》建议：成年男性每日饮酒量应不超过 25 克纯酒精（约等于 50 克 50 度的白酒），成年女性每日饮酒量应不超过 15 克纯酒精（约等于 30 克 50 度的白酒）。

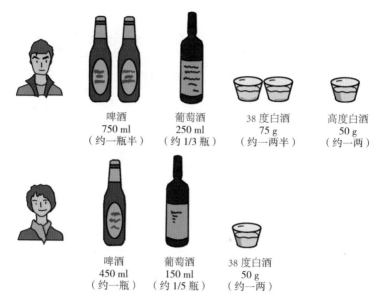

啤酒
750 ml
（约一瓶半）

葡萄酒
250 ml
（约 1/3 瓶）

38 度白酒
75 g
（约一两半）

高度白酒
50 g
（约一两）

啤酒
450 ml
（约一瓶）

葡萄酒
150 ml
（约 1/5 瓶）

38 度白酒
50 g
（约一两）

提倡理性饮酒、文明饮酒，建议：①要少饮酒，最好饮用低度酒（如啤酒、红酒、黄酒）；②不要空腹饮酒，空腹饮酒易伤胃，也易醉酒；③不要与碳酸饮料同时饮用，碳酸饮料能加速酒精的吸收；④患有高血脂、高血压、冠心病、糖尿病等疾病的人应尽量不饮酒。

（四）调节心态

癌症是一种心身疾病，想要有效预防癌症，良好的心理状态是必备的。良好的心理状态可使人的内分泌功能保持稳定，在内分泌功能稳定的情况下，身体多器官功能保持正常，身体免疫力强，从而达到预防癌症的目的。可通过以下 4 种方法来保持心理健康。

1.保持乐观心态

每个人的生活中都存在压力，保持乐观心态对于自身健康是非常重要的。可通过以下 2 种方法保持乐观心态：

（1）学会放松自己。可通过适量运动、充足睡眠、外出游玩等方式放松自己，有效地调节情绪。

（2）学会控制情绪。在生气时，不要急着发脾气，先静一静、想一想，或深呼吸几次，等情绪冷静后再发言或做事。

2.参加社交活动

参加社交活动可以改善人际关系，让你获得安全感。当自己心态不好时，可以向朋友倾诉，寻求解决办法。多交些朋友能够让你学到更多东西，提高自己承受挫折的能力。

3.培养兴趣爱好

在心态不好时，兴趣爱好能起到化解的作用。平时可培养一些兴趣爱好，如运动、旅游、音乐、舞蹈、养宠物等，全身心投入其中，享受其中的乐趣。运动是释放压力的最好方法，每天锻炼可使人保持身体健康，并有助于身体分泌一种被称为多巴胺的快乐激素，使人心情更好，从而有利于心理健康。

4.进行自我激励

积极的心态和行动可以改变一切，可通过生活哲理、榜样事迹或明智的思想观念来激励自己。同时，要学会自我暗示，相信自己能做到，看到成功的希望，以此激发人的动力。

（五）减少污染接触

1.减少接触受污染的空气

室内外空气污染是重要的致癌因素。2017年，仅空气污染就导致全球约35万人死于肺癌。可采取以下措施来减少与受污染空气的接触：

（1）当室外空气污染严重时，大家尤其是老人、儿童、孕妇等体弱群体应尽量减少户外活动，减少暴露于污染环境中的时间；如果必须出门，要采取佩戴过滤式口罩（可减少 $PM_{2.5}$ 吸入的口罩）等防护措施。

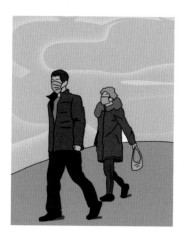

（2）当室外空气污染严重时，室内应尽量避免开窗，可使用空气净化器或新风系统来净化室内空气。

（3）在居室内养殖绿叶植物（如吊兰、芦荟、常春藤等），可有效吸附空气中的有害物质。

2.减少接触受污染的水

饮用水或农业灌溉水可能受到自然致癌物（如砷）与人为致癌物（如氯化剂、全氟烷基酸物质）的污染。可采取以下措施来减少与受污染水的接触：

（1）养成良好的饮水习惯。平时注意饮水卫生，养成好的卫生习惯，比如喝烧开的水，将水烧开能够杀死水中大部分的细菌与微生物等。

（2）正确使用桶装水。购买桶装水时应注意其生产日期、健康卫生标准、生产厂商等信息，确认其质量是否合格。同时应注意反复回收利用的桶与饮水机内部的清洁状况，保持其干净卫生，避免细菌滋生，引起肠胃道等消化系统疾病。

（3）安装净水器。净水器以自来水为原水，利用各种过滤技术与过滤材料来去除水中的各种有害物质。净化后的水不仅可作为饮用水，也可用于煮饭、煲汤等厨房用水。

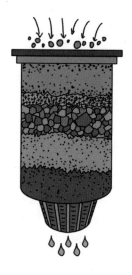

（六）药物预防

有研究表明，服用一些药物可降低某些癌症的发病风险，如他莫昔芬或雷洛昔芬已被证明可以降低高危妇女患乳腺癌的风险；非那雄胺已被证明可以降低患前列腺癌的风险；COX-2 抑制剂（如尼美舒利、塞来昔布等）可以预防结肠癌和乳腺癌，长期服用阿司匹林可以预防结直肠癌。请注意，在服用药物之前应咨询相关医生，在医生指导下使用。

（七）疫苗预防

某些疫苗有助于降低癌症的发病风险，如人乳头状瘤病毒（HPV）疫苗有助于预防大多数宫颈癌，乙肝疫苗可以降低肝癌的发病风险。根据疫苗覆盖的 HPV 病毒亚型的种类多少，可将 HPV 疫苗分为二价、四价和九价 3 类，3 类疫苗的区别见表 2-5。

表2-5　3种预防性HPV疫苗的比较

类别	二价	四价	九价
推荐注射年龄	9~45 岁	9~45 岁	16~26 岁
预防 HPV 亚型	高危病毒 HPV16、HPV18	高危病毒 HPV16、HPV18；低危病毒 HPV6、HPV11	高危病毒 HPV16、HPV18、HPV31、HPV33、HPV45、HPV52、HPV58；低危病毒 HPV6、HPV11
预防作用	①70% 宫颈癌；②95% HPV16/18 相关宫颈癌上皮内瘤样及二级病变和原位腺癌	①70% 宫颈癌；②95%HPV16/18 相关宫颈癌上皮内瘤样及二级病变和原位腺癌；③90% 生殖器官尖锐湿疣	①90% 宫颈癌；②80% 宫颈癌上皮内瘤样及二级病变和原位腺癌；③90% 生殖器官尖锐湿疣；④85%~95% HPV 相关外阴癌、阴道癌、肛门癌
接种时间及次数	0、1、6 月（3 次）	0、2、6 月（3 次）	0、2、6 月（3 次）
价格（供参考）	国外疫苗：3 针，约 1 800 元；国产疫苗：约 349 元／针	3 针，约 2 500 元	3 针，约 3 900 元

（八）定期筛查

癌症筛查是在癌症风险评估的基础上，针对常见癌症进行的身体检查，它可以让受检者知晓自身的患癌风险，发现癌前病变或早期癌症，以便进行风险干预或早期治疗。

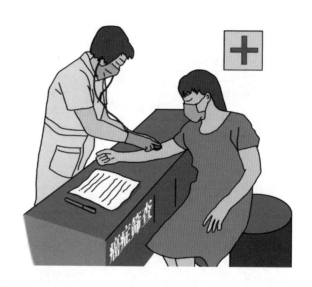

目前，一些癌症已经有了比较好的筛查方法，如液基细胞学检查 TCT、HPV 感染检测等妇科检查、影像学诊断（超声、钼靶、低剂量螺旋 CT 等）、肿瘤标志物检查、内镜检查等。医学专家制定了一些癌症筛查指南，指出哪些人适合做筛查，用什么方法做，多长时间做一次，具体内容见本书第三章。

二、肿瘤认识误区

误区1：癌症是绝症

随着医学的发展，肿瘤诊疗技术进步明显，世界范围内人类对癌症的治疗效果得到了很大的改善，如乳腺癌和甲状腺癌的 5 年生存率可高达 80%。有的癌症早期发现几乎可以治愈。因此，癌症是可防可治的，癌症不等于是绝症。

误区2：癌症会传染

癌症不是一种传染性疾病。某些癌症可能是由病毒（如人乳头状瘤病毒）或细菌（如幽门螺杆菌）引起的，虽然病毒或细菌可以在人与人之间传播，但它们导致的癌症不能在人与人之间传播。

误区3：癌症不能预防

癌症可以预防。饮食结构、生活习惯、环境污染等都与癌症的发生密切相关。养成良好的生活习惯、适当运动、保持心情愉悦、远离致癌物质、加强环境保护、防治病毒感染、加强职业防护、定期体检等，可预防癌症的发生。

误区4：服用保健食品能防癌治癌

保健食品不能直接用于治疗疾病，它只是一种人体机理调节剂、营养补充剂，仅具有保健功能，不具备治病作用，也没有肯定的防癌、治癌作用。

误区5：如果我家没人得过癌症，我就不会得癌症

研究表明，大约38%的男性和女性会在一生中的某个阶段被诊断出癌症。大多数癌症是由人一生中发生的基因突变引起的，这是衰老和暴露于环境因素的自然结果。其他因素，如饮食、运动锻炼等，也可能影响你患癌症的风险。

误区6：癌症晚期不用治疗

虽然晚期癌症难以治愈，但仍有治愈的可能。随着靶向治疗等癌症治疗新技术的发展，一些过去无法治疗的癌症可能被治愈。所以晚期癌症患者仍可通过接受一定治疗来减轻痛苦，提高生存质量。

误区7：痣多易得皮肤癌

大多数人身上的痣是良性的黑色素痣，不必担忧。当痣逐渐向外扩散，出现色泽、大小、形状等异常变化及出现脱皮、出血、有分泌物等现象时，应提高警惕，必要时可到医院详细咨询及检查。

误区8：吸烟没那么大危害，死不了人，有些人吸了一辈子烟也没事，不吸烟的人还不是一样得肺癌

吸烟的危害不是立即发生的，往往是在吸烟后的 10 ～ 20 年甚至更长时间才会出现，导致人们低估了吸烟的危害。虽然吸

烟的人不是 100% 会得慢性阻塞性肺部疾病（慢阻肺）或肺癌，但是慢阻肺、肺癌患者中有 80% ～ 90% 的人是吸烟者。癌症的病因非常复杂，是遗传、环境、行为等多方面因素共同作用的结果。遗传因素无法改变，但我们可以改变不良的生活行为方式。要减少癌症患病风险，就不要吸烟。

误区9：喝葡萄酒能抗癌

葡萄酒中含有白藜芦醇，其具有非常强的抗氧化能力，所以人们就认为喝葡萄酒能预防癌症。但是，葡萄酒、葡萄果肉、葡萄皮、葡萄籽等中的白藜芦醇含量较少，远达不到抗癌的剂量。同时，葡萄酒是一种酒精饮料，其中的酒精含量虽可能比啤酒、白酒的要低，但也是一种不容忽视的酒精饮品。

（王青青）

参考文献

［1］何志晖，寇增强，徐爱强. HPV感染及其免疫预防[J]. 中华预防医学杂志，2018, 52(1):106-112.

［2］人们对癌症的七大认知[J]. 养生大世界，2019, (5): 26-29.

［3］朱广苓.消除癌症认知的误区[J]. 开卷有益—求医问药，2018,(1)：44-45.

［4］欧阳学农. 抗癌五大误区[J]. 人人健康，2014, (9): 56.

［5］王志成.癌症预防和治疗的16种误区[J]. 健康生活，2019, 4: 38-41.

［6］孙萍. 防癌体检可以早期发现癌症[J]. 抗癌之窗, 2014, (2): 21-23.

［7］国家体育总局. 全民健身指南[M]. 北京: 北京体育大学出版社, 2018.

［8］中国营养学会. 中国居民膳食指南(2016)[M]. 北京: 人民卫生出版社, 2016.

［9］钱玲, 任学锋. 健康危险行为干预技术指南[M]. 北京: 人民卫生出版社, 2017.

第三章
如何早期发现肿瘤

【案例1】

张某，男，56岁，最近发现自己吃东西的时候会有轻微哽噎感，而且感觉喉咙一直有黏液，但张某对此并不重视，觉得可能是咽炎。随着病情的不断加重，后来张某已经无法吞咽食物，急忙跑到医院检查，结果发现是食管癌晚期。

【案例2】

赵某，35岁，在一次单位组织的体检中发现了乳腺癌。由于肿瘤属于早期，就做了保乳手术，术后赵某很快就再次投入工作中去了。后来，她每年都体检，单位没有组织她就自己花钱体检，并动员家人、朋友一起体检。十几年过去了，赵某的身体依旧非常健康，她感慨地说，年轻的时候她一直觉得自己的身体很好，癌症离自己非常遥远，但其实癌症可能就在身边。如果当年没有接受癌症体检，现在自己可能已经不在了，更不可能有幸福的家庭。

据世界卫生组织在顶级杂志 *CA：A Cancer Journal for Clinicians* 发布的《2020 年全球癌症负担报告》显示，2020 年，中国因癌症死亡的人数达到 300 万，恶性肿瘤已成为我国居民死亡的重要原因。恶性肿瘤是一种难以治愈的疾病，治疗难度大、花费高，患者身心都会遭受巨大的痛楚，对患者及其家庭来说也是沉重的负担。

那么，有没有办法能够降低治疗的难度，有效提高肿瘤的治愈率呢？

答案是，有的！

肿瘤之所以难对付，其中一个重要的原因就是发现晚！有研究证明，只要做到早期发现，大部分早期的癌症是可以治愈的。世界卫生组织提出，1/3 的癌症可以预防；1/3 的癌症可以通过早期发现，从而获得治愈的机会；1/3 的癌症可以通过现有的医疗措施延长患者生存时间。

肿瘤本质上是一种慢性病，很少突然出现。除了中枢神经肿瘤、白血病等在儿童期高发外，多数肿瘤的发生发展是一个缓慢的过程。有研究表明，人体一般在直接或间接接触环境中的致癌物质（石棉、煤烟、氡、乙醇、尼古丁等）10年或更长时间后，才会诱发细胞突变，而突变累积到一定程度后才会发生癌变，形成肿瘤。在这漫长的过程中，人们有充足的时间进行预防和干预，将肿瘤扼杀于摇篮之中；人们也可通过早期发现，促进肿瘤的早诊断、早治疗，极大地提高患者生存概率，甚至达到治愈的效果，同时减少医疗费用。因此，要想真正战胜肿瘤，科学的预防和早期发现极其重要。

那么，我们应该如何早期发现肿瘤呢？

目前，早期发现肿瘤的方法主要有两种：①肿瘤早期症状的识别，即在尽可能早的阶段识别有症状的肿瘤。部分肿瘤侵袭机体时，机体会有早期预警信号，及时发现这些信号，可早期识破肿瘤。②筛查，即通过简便、有效、经济的检查方法，在自觉没有症状时发现某种癌前病变或早期癌症。

早期症状识别与筛查的不同之处在于，前者侧重于尽早发现有症状的肿瘤；后者则侧重于发现自觉没有症状的某种癌前病变或早期癌症，大多数目标人群可能不会患有该疾病。但无论怎样，两种早期发现策略均旨在使人们能够尽早发现癌症，并能够及时获得治疗，从而达到改善预后，甚至治愈的目的。

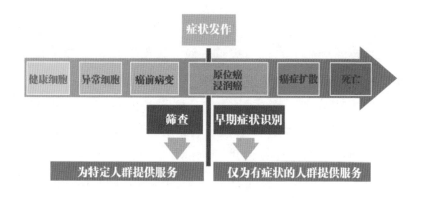

一、恶性肿瘤常见的预警症状

恶性肿瘤常见的预警症状包括局部及全身症状，局部症状多为肿瘤直接引起，包括肿块、疼痛、出血、梗阻等；全身症状则为肿瘤间接引起，常表现为消瘦、乏力、贫血、发热等。

肺癌的预警症状

局部症状

◆ 咳嗽久治不愈。其他呼吸道疾病（如感冒、支气管炎等）引起的咳嗽往往会在 3~4 周后消失，久治不愈的咳嗽则需要引起高度警惕，特别是有吸烟史的人群。

◆ 胸痛。早期多呈间歇性隐痛不适，在体位改变、咳嗽、深呼吸、大笑时疼痛加剧。

◆ 反复发作的支气管炎、肺炎等胸部感染。

◆ 咯血或痰中带血。

◆ 呼吸急促。

◆ 声音嘶哑。

◆ 手指或脚趾第一节膨大，指甲突起变弯形成杵状指。

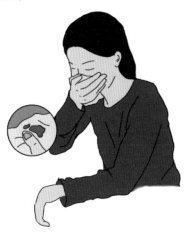

胃癌的预警症状

1. 局部症状

◆食欲不振。少量进食后就感觉到饱胀和嗳气，引起食欲不振。

◆恶心、呕吐。当胃癌进展到一定程度出现胃梗阻时，则会引起患者恶心或呕吐；如果伴随胃出血的情况，呕吐物当中可能还带有血液。早期胃癌可能有轻度恶心感或食后饱胀感，随着病情的进展，可能出现吞咽困难、食物反流、胃灼热（烧心）等症状。

◆黑便（大便带血）。如果胃出血，血液则会随着肠道排出，因血液中含铁会形成硫化铁，导致大便颜色变深形成黑便。

◆腹痛。

2.全身症状

◆消瘦、乏力。食欲不振会导致患者体重逐渐减轻，浑身乏力。

◆红细胞太少（贫血）导致疲倦或虚弱。长期胃出血使血液中的红细胞数量逐渐减少（贫血），导致患者时常感到疲倦和虚弱，且这种疲倦是无论怎么休息都很难改善的。

食管癌的预警症状

食管癌早期常无异常表现，因此，在食管癌早期无症状时，定期的筛查十分必要。随着食管癌进展到一定程度，可能出现以下症状和体征。

1.局部症状

◆ 吞咽困难。当肿瘤体积增大到一定程度时，可限制食物通过食管，导致患者吞咽时食物可能卡在喉咙或胸部，出现迟缓、滞留或轻微哽噎感，也可能出现疼痛或烧灼感。为了帮助食物通过食道，机体通常会分泌出更多的唾液，导致部分患者会吐出大量的黏液或唾液。

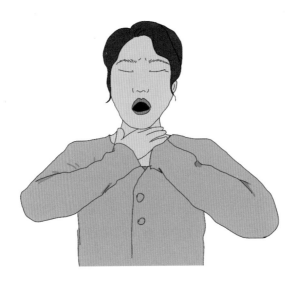

◆ 胸痛。有时会出现胸部疼痛不适，部分患者会感到胸部有压力或灼热感，胀闷不通。

◆ 声音嘶哑。

◆ 持续咳嗽。

◆ 食物反刍（回吐）。

◆ 咳血。

◆ 黑便。

2. 全身症状

◆ 不明原因的体重减轻。吞咽困难或吞咽时疼痛等问题可能使患者难以进食，食欲降低，癌组织的存在也会增加机体代谢，导致机体无法获取足够的食物维持体重。因此，如果您生活规律，既没有节食，也没有运动减肥，饮食习惯、生活节奏等都没有发生改变，体重却突然下降，特别是下降10%以上时，需引起警惕。极少数情况下，极度的体重减轻可能是晚期癌症的征兆。

结直肠癌的预警症状

1. 局部症状

◆ 排便习惯与粪便性状改变。表现为排便次数增多、腹泻、便秘、排便不尽（有排便感，但排便后症状无缓解）、大便不成形或大便变细，以上症状持续数天以上。

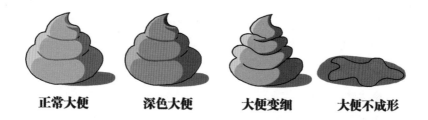

正常大便　　深色大便　　大便变细　　大便不成形

◆ 便血。粪便中的血液，尤其是鲜红的血液，多数情况下是痔疮所致。若肠道出血，则大便有时呈深棕色或黑色。

◆ 腹痛。多发生于中下腹部，早期表现为持续隐痛或有腹胀感，当肿瘤增大或继发感染时，可出现绞痛伴肠梗阻症状。

◆ 腹部肿块。通常在右腹，肿块一般质地坚硬，大小不一。

2. 全身症状

◆ 红细胞减少（贫血）导致疲倦或虚弱。随着肠道出血量的增加和持续，红细胞数量降低出现贫血，进而导致人体虚弱和疲劳，且这种疲倦是无论怎么休息都很难改善的。

◆ 不明原因的体重减轻。如果您生活规律，既没有节食，也没有运动减肥，饮食习惯、生活节奏等都没有发生改变，体重却突然下降，特别是下降 10% 以上时，需引起警惕。

肝癌的预警症状

原发性肝癌早期常无异常表现，可能只是实验室检测结果发生变化，如肝功能异常或血中甲胎蛋白水平上升，因此，在肝癌早期无症状时，定期的筛查十分必要。随着肝癌进展到一定程度，可能出现以下一些症状和体征。

1. 局部症状

◆ 腹部肿胀或积液。肝脏随着癌组织的增长而不断变大，导致腹部右侧肿胀；同时，由于慢性肝功能受损，细胞内外水液代谢失衡，腹部容易出现积液（腹水）。

◆ 皮肤和眼白发黄（黄疸）。人体正常皮肤是健康黄或红润的，如果突然发现自己的皮肤或眼白异常发黄，就需要注意肝脏是否发生病变。

◆ 腹部或右肩胛骨附近疼痛。

◆ 食欲不振。

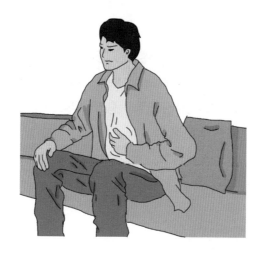

2. 全身症状

◆ 不明原因的体重减轻。如果您生活规律，既没有节食，也没有运动减肥，饮食习惯、生活节奏等都没有发生改变，体重却突然下降，特别是下降10%以上时，需引起警惕。

◆ 反复发热。可因肿瘤坏死、合并感染等引起。

乳腺癌的预警症状

局部症状

◆ 乳房肿块或增厚。大多数乳房肿块是良性的，如囊肿、纤维腺瘤等；恶性肿块多为边缘不规则、无痛的硬性肿块，活动度较差，自我检查时可以发现。

◆ 整个或部分乳房肿胀（即使没有感觉到肿块）。

◆ 局部皮肤改变。包括乳房皮肤起皱、凹陷（有时可能看起来像橘子皮），有些人的乳头和乳头周围皮肤可能会出现皮疹或发红。

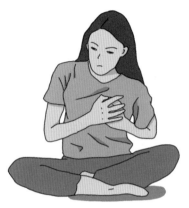

◆ 乳头位置的改变。乳头（尤其是单侧）可能会内翻，出现乳头扁平、凹陷、偏歪、回缩等，直至完全缩入乳晕下，看不见乳头。

◆ 乳头溢液（母乳除外）。溢液可以是无色、淡黄色、乳白色、血色等，乳腺癌则以血色多见。

◆ 腋窝有肿块或肿胀。淋巴结是人体免疫系统的一部分，遍布全身，正常的淋巴结比豌豆还小，但当出现感染、癌症时，淋巴结会变大。乳腺癌若扩散到腋下或锁骨周围的淋巴结，则会出现腋窝肿块或肿胀。

◆ 乳房疼痛。乳房疼痛很常见，可能会在一段时间内感到一侧或双侧乳房疼痛，之后消失。乳房疼痛通常不是由癌症引起，但少数乳腺癌病人会有乳房隐痛、刺痛、胀痛或钝痛等症状。

◆ 乳房大小、形状改变。由于肿瘤的存在或与胸壁粘连，乳房可能发生体积或形状的变化，出现两侧乳房不对称等情况。

宫颈癌的预警症状

患有癌前病变或早期宫颈癌的女性通常没有任何症状，因此，在宫颈癌早期无症状时，定期的筛查十分必要。随着宫颈癌进展到一定程度，可能出现以下一些常见的症状和体征。

局部症状

◆ 阴道异常出血。年轻患者可出现性交后阴道出血、两次经期之间出血，也可能发生冲洗后出血，或出现月经周期延长、缩短，经量增多等症状；老年患者则常表现为绝经后阴道出血。此症状也可能提示子宫内膜癌。

◆ 性交时不适或疼痛。

◆ 白带异常。

◆ 骨盆区域疼痛。

前列腺癌的预警症状

前列腺癌一般发展缓慢，早期前列腺癌通常不会引起任何症状；当肿瘤增大到一定体积，至膀胱颈部发生梗阻时才会出

现症状。大多数前列腺癌是通过筛查及早发现的。人体可能会
出现以下的症状。

局部症状

◆ 排尿问题。表现为尿频（特别是在夜间）、尿急、尿流
缓慢、排尿困难，甚至尿潴留等。

◆ 尿液或精液中带血。

◆ 勃起困难（勃起功能障碍）。

鼻咽癌的预警症状

局部症状

◆ 颈部肿块。肿大的淋巴结无痛，质较硬，活动度差。

◆ 面麻、复视。面麻指面部皮肤有麻木感，痛觉和触觉减
退或消失，这是由癌组织侵犯颅底并向颅内蔓延侵犯三叉神经
所致。当癌组织侵犯外展、滑车神经时，常引起视觉模糊或复
视（向外视物呈双影）等症状。

◆ 单侧性耳鸣或听力减退、疼痛或耳闷塞感。

◆ 耳部反复感染。

◆ 单侧持续性头痛、鼻塞。

◆ 张嘴、呼吸、说话、吞咽困难。

◆ 声音嘶哑。

◆ 流鼻血。

甲状腺癌的预警症状

局部症状

◆ 颈部肿块。甲状腺位于颈前、气管上端两侧。甲状腺肿块很常见，通常是良性的。恶性的甲状腺肿块一般无痛感。此外，如果出现肿块突然变大、脖子其他地方又发现肿块等情况时，请及时就医。

◆ 声音嘶哑。

◆ 非感冒引起的持续性咳嗽。

◆ 颈部前部疼痛。

◆ 呼吸、吞咽困难。

目前，有超过 200 种不同类型的癌症，可以引起许多不同的症状。部分症状与特定的癌症类型有关，但也有部分症状无特异性，包括体重减轻、疲劳、发热等。事实上，您不需要尝试记住癌症所有的报警症状，只需熟悉我们列出的一些关键的迹象和症状即可。

需要注意的是，出现一个或多个上述症状并不意味着您有恶性肿瘤，事实上，上述大多数症状更可能由非肿瘤疾病引起。但无论如何，一旦出现异常症状或不适，特别是在持续较长时间或进一步恶化的情况下，建议您尽快到医院咨询医生，并进行专业检查，以便找到病因并及时治疗。忽视异常症状可能会使癌症发展到更晚期，加大治疗难度，降低成功治疗的概率。

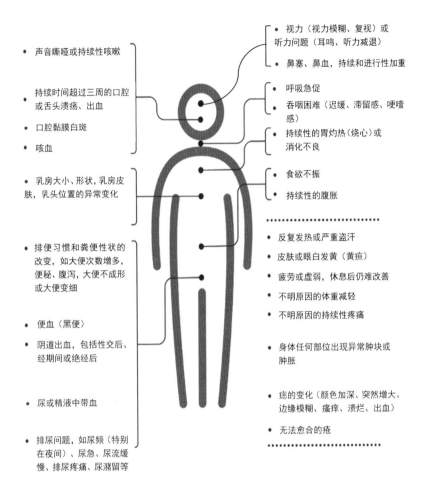

- 声音嘶哑或持续性咳嗽
- 持续时间超过三周的口腔或舌头溃疡、出血
- 口腔黏膜白斑
- 咳血
- 乳房大小、形状，乳房皮肤，乳头位置的异常变化
- 排便习惯和粪便性状的改变，如大便次数增多、便秘、腹泻，大便不成形或大便变细
- 便血（黑便）
- 阴道出血，包括性交后、经期间或绝经后
- 尿或精液中带血
- 排尿问题，如尿频（特别在夜间）、尿急、尿流缓慢、排尿疼痛、尿潴留等

- 视力（视力模糊、复视）或听力问题（耳鸣、听力减退）
- 鼻塞、鼻血，持续和进行性加重
- 呼吸急促
- 吞咽困难（迟缓、滞留感、哽噎感）
- 持续性的胃灼热（烧心）或消化不良
- 食欲不振
- 持续性的腹胀

- 反复发热或严重盗汗
- 皮肤或眼白发黄（黄疸）
- 疲劳或虚弱，休息后仍难改善
- 不明原因的体重减轻
- 不明原因的持续性疼痛
- 身体任何部位出现异常肿块或肿胀
- 痣的变化（颜色加深、突然增大、边缘模糊、瘙痒、溃烂、出血）
- 无法愈合的疮

二、常见恶性肿瘤筛查

　　部分肿瘤早期无明显症状，常常容易被人们忽视。定期筛查是早期发现肿瘤的重要手段，能够在肿瘤症状尚未出现时就检查出来某种癌前病变或早期恶性肿瘤，因此，一定程度上，

肿瘤筛查比报警症状的识别更加重要。对于伴有肿瘤高危因素的居民，应提前到正规医院专科就诊，接受定期随访观察。

●知识点1　普通体检与肿瘤筛查的区别

一些人可能会问，明明年年体检都正常，为什么会突然间查出癌症，甚至是晚期呢？那么，这里就要提到普通体检和肿瘤筛查的区别，详见表3-1。

表3-1　普通体检和肿瘤筛查的区别

区别	普通体检	肿瘤筛查
检查流程	选定体检套餐→体检→医生问诊→获得体检报告	医生问诊（根据检查者的生活习惯、疾病史、肿瘤家族史等，评估其肿瘤发生风险）→推荐肿瘤筛查套餐→肿瘤筛查→获得体检报告及建议（举例：如果检查者的家族中有人患上了结直肠癌，那么作为高风险人群，医生就会建议检查者做结直肠镜检查）
检查项目	常规体检项目比较简单，精确度不高，包括血常规、尿常规、肺部X线胸片等	肿瘤筛查项目目的性更强，更专业、准确。肿瘤筛查会关注血液肿瘤标志物的水平是否有异常变化；肺癌筛查会采用低剂量螺旋CT；食管癌、胃癌、结直肠癌等消化道癌筛查则采用内镜

●知识点2　筛查并非对疾病做出诊断。

筛查并非对疾病做出诊断。一般来说，如果筛查结果异常，则需要进行更精确的检查。例如，采用B超或乳房X线检查可能发现乳房有肿块，那么，可能需要进一步获取部分肿块组织进行活检，做出最终诊断，以确定该肿块是良性还是恶性的。

（一）常见癌种高风险人群及筛查建议

肺　癌

肺癌高风险人群

年龄 50 岁以上，至少合并以下一项危险因素者：

◆ 吸烟。吸烟包年数[*] ≥ 30，包括曾经吸烟包年数 ≥ 30，但戒烟不足 15 年。

◆ 被动吸烟。与吸烟者共同生活或同室工作 ≥ 20 年。

◆ 患有慢性阻塞性肺疾病。

◆ 职业接触石棉、氡、铍、铬、镉、镍、硅、煤烟和煤烟尘等物质[#]至少 1 年。

◆ 有一级亲属（包括父母、子女及兄弟姐妹）确诊肺癌。

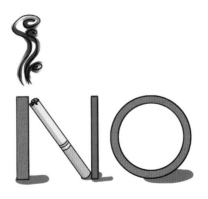

注：上述内容摘自《中国肺癌筛查与早诊早治指南（2021，北京）》。

* 吸烟包年数 = 每天吸烟的包数（每包 20 支）× 吸烟年数，例如，30 包年数指每天 1 包持续 30 年，或每天 2 包持续 15 年，或每天 3 包持续 10 年等。

[#]石棉：被广泛应用于电气设备、汽车、化工、建筑等制造领域。

氡：主要来源有建筑物地基（土壤和岩石）、建筑材料、天然气、煤燃烧等。

铍：被广泛应用于航天、电子、通信、核工业等领域。

铬：在铬铁矿冶炼、电镀、油漆、颜料、印染、制革、制药等工业领域可接触到。

镉：被广泛应用于电镀、化工、电子和核工业等领域，主要用于制备镍 – 镉或银 – 镉电池，制造合金和焊条，制作镉黄颜料，制核反应堆的镉棒等。

镍：在镍矿开采冶炼、不锈钢生产、铸币、电池等工业领域可接触到。

硅：被广泛应用于航天、能源、化工、电子、建筑、运输、纺织、医疗、农业等领域，主要用来制作高纯半导体、光导纤维通信材料、耐高温材料、有机硅化合物、合金等。

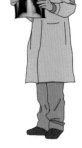

煤烟和煤烟尘：主要来源于煤炭燃烧。

筛查建议

推荐采用低剂量螺旋 CT 每年进行 1 次肺癌筛查。

筛查流程图

肺癌筛查流程如图 3-1 所示：

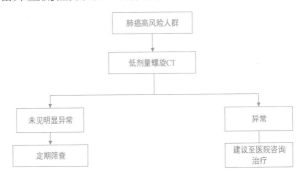

图3-1 肺癌筛查流程图

胃癌高风险人群

年龄 40 岁以上，至少合并以下一项危险因素者：

◆ 幽门螺杆菌感染者。

◆ 既往患有胃溃疡、肥厚性胃炎、慢性萎缩性胃炎、胃息肉、手术后残胃、恶性贫血等胃癌前疾病。

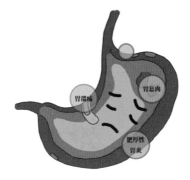

◆ 有一级亲属（包括父母、子女及兄弟姐妹）确诊胃癌。

◆ 合并胃癌其他风险因素。如摄入高盐*、腌制饮食，吸烟，重度饮酒等。

注：上述内容摘自《中国早期胃癌筛查流程专家共识意见（草案）（2017，上海）》。

*《中国居民膳食指南（2016）》推荐成年人平均每天盐的摄入量不超过 6 g。

筛查建议

推荐胃癌高风险人群进行血清胃蛋白酶原 PG、胃泌素 -17、幽门螺杆菌抗体检测，根据检测结果对不同人群分别建议每 3 年、2 年、1 年进行 1 次胃镜检查。

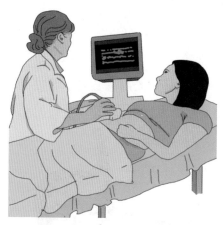

筛查流程图

胃癌筛查流程如图 3-2 所示：

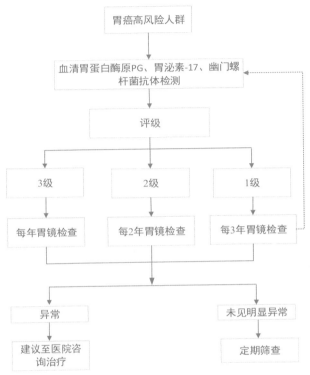

图3-2　胃癌筛查流程

食 管 癌

食管癌高风险人群

符合下列1项及以上条件者：

◆ 出生或长期居住于食管癌高发地区[#]。

◆ 患有食管癌前疾病或癌前病变[*]。

◆ 有头颈部肿瘤病史。

◆ 有一级亲属（包括父母、子女及兄弟姐妹）确诊食管癌。

◆ 合并食管癌其他风险因素 [进食过快、喜热烫饮食、常吃腌菜、吸烟、饮酒（≥ 15 克 / 天）、牙齿缺失等]。

注：上述内容摘自《中国早期食管癌及癌前病变筛查专家共识意见（2019 年，新乡）》。

#最密集区域位于河北、山西、河南三省交界的太行山南侧，尤以磁县最高；在秦岭、大别山、川北、苏北、闽粤、新疆等地也有相对集中的高发区。

*食管癌前疾病：指与食管癌相关并有一定癌变率的良性疾病，包括慢性食管炎、反流性食管炎、巴雷特食管、贲门失弛缓症、食管憩室、食管良性狭窄、食管白斑症等。

食管癌前病变：指已证实与食管癌发生密切相关的病理变化，如食管上皮内癌变（异型增生）。

筛查建议

◆ 建议筛查年龄为 40~75 岁。

◆ 推荐上消化道白光内镜检查联合染色内镜（Lugol chromo endoscopy, LCE）或窄带光成像（narrow band imaging, NBI）进行食管癌筛查。

◆ 推荐高风险人群每 5 年 1 次内镜筛查。

◆ 对筛查发现的低级别上皮内癌变，病变直径大于 1 厘米或合并多个食管癌危险因素者建议每年进行 1 次内镜随访，其余患者可 2~3 年进行 1 次内镜随访。

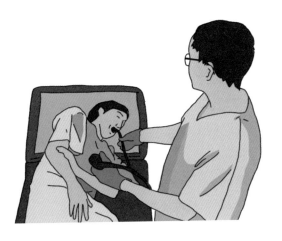

筛查流程图

食管癌筛查流程如图 3-3 所示：

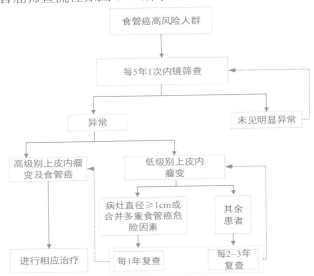

图3-3 食管癌筛查流程

注：LCE 指卢戈液染色内镜；NBI 指窄带光成像。

结直肠癌

结直肠癌高风险人群

符合下列 1 项及以上条件者：

◆ 有结直肠癌病史。

◆ 有肠道腺瘤病史。

◆ 粪便潜血试验阳性。

◆ 患有 8 ~ 10 年长期不愈的炎症性肠病*。

◆ 有一级亲属（包括父母、子女及兄弟姐妹）确诊非遗传性（散发性）结直肠癌。

◆ 有一级亲属（包括父母、子女及兄弟姐妹）确诊遗传性结直肠癌#。

注：上述内容摘自《中国结直肠癌筛查与早诊早治指南（2020, 北京）》。

*包括溃疡性结肠炎和克罗恩病，为累及回肠、结肠、直肠的一种特发性肠道炎症性疾病，临床表现为腹泻、腹痛、血便等。

#包括遗传性非息肉病性结直肠癌和息肉病性结直肠癌综合征。

筛查建议

◆ "散发性结直肠癌"人群筛查：一般风险人群建议在50~75 岁，高风险人群建议在 40~75 岁接受结直肠癌筛查，每年1 次免疫化学法粪便隐血试验（FIT）检查，每 5~10 年 1 次高质量结肠镜检查。

◆ "遗传性结直肠癌"家族成员筛查：通过遗传咨询、风险评估和基因突变检测，突变基因阳性者建议从 18~20 岁（或比家族中最年轻的患者发病年龄提前 2~10 年），甚至更早，每 1~2 年进行 1 次结肠镜检查，并持续终生。阴性者则按散发性结直肠癌风险人群筛查。

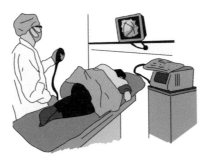

筛查流程图

结直肠癌筛查流程如图 3-4、图 3-5 所示：

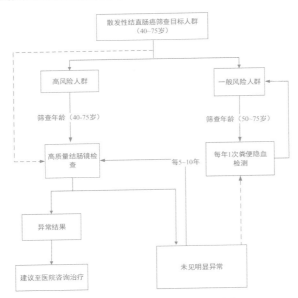

图3-4　散发性结直肠癌筛查流程

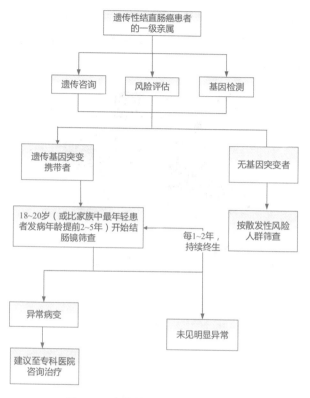

图3-5 遗传性结直肠癌筛查流程

肝癌高风险人群

1.低危人群

◆ 免疫耐受期乙型肝炎病毒 (hepatitis B virus，HBV) 感染者。

◆ 抗病毒治疗后病毒保持阴性无复发的 HBV 或丙型肝炎病毒（hepatitis C virus，HCV) 相关慢性肝炎。

◆ 谷丙转氨酶、血小板正常的非病毒性肝病。

2.中危人群

◆ 年龄＜ 40 岁，未接受抗病毒治疗或抗病毒治疗后低病毒血症的 HBV 或 HCV 相关慢性肝炎。

◆ 抗病毒治疗后病毒保持阴性无复发的 HBV 或 HCV 相关肝硬化。

◆ 谷丙转氨酶正常的非病毒性肝硬化。

◆ 谷丙转氨酶异常的慢性非病毒性肝炎。

3.高危人群

◆ 未接受抗病毒治疗或抗病毒治疗后低病毒血症的 HBV 或 HCV 相关肝硬化。

◆ 非病毒性肝硬化患者伴糖尿病或（和）一级亲属肝癌家族史。

◆ 男性，年龄＞ 40 岁；女性，年龄＞ 50 岁；未接受抗病毒治疗的 HBV/HCV 相关慢性肝炎。

4.极高危人群

◆ 腹部超声检查肝脏结节（1~2 厘米）或病理学为不典型增生结节。

◆ HBV 或 HCV 相关肝硬化结节（小于 1 厘米）。

◆ 未接受抗病毒药物治疗或治疗后低病毒血症的 HBV 或 HCV 相关肝硬化伴糖尿病或一级亲属有肝癌家族史等协同危险因素。

注：上述内容摘自《原发性肝癌的分层筛查与监测指南（2020 版）》。

筛查建议

◆ 推荐腹部超声（Ultrasonography, US）联合血清甲胎蛋白（Alpha-fetoprotein, AFP）作为肝癌筛查首选方法。

◆ 推荐肝癌低危人群，1~2 年 1 次常规筛查；肝癌中危人群，1 年 1 次常规筛查；肝癌高危人群，6 个月 1 次常规筛查；肝癌极高危人群，3 个月 1 次常规筛查，6~12 个月增强 CT 或 MRI 检查 1 次。

筛查流程图

肝癌筛查流程如图 3-6 所示：

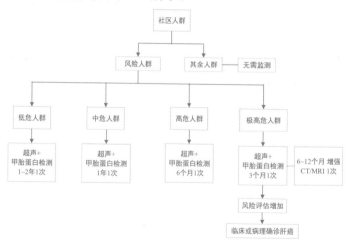

图3-6 肝癌不同风险人群的分层筛查流程

注：HBV—乙型肝炎病毒；HCV—丙型肝炎病毒；
　　US—超声检查；AFP—甲胎蛋白。

乳　腺　癌

乳腺癌高风险人群

年龄 40 岁以上，符合下列 1、2 和 3 任意条件者：

1.遗传家族史

有遗传家族史，即具备以下任意一项者。

◆ 有一级亲属确诊乳腺癌或卵巢癌。

◆ 有二级亲属 2 人及以上，在 50 岁前确诊乳腺癌。

◆ 有二级亲属 2 人及以上，在 50 岁前确诊卵巢癌。

◆ 有一级亲属至少 1 人，携带 BRCA1/2 基因致病性遗传突变；或自身携带 BRCA1/2 基因致病性遗传突变。

2.具备以下任意一项者

◆ 绝经年龄 ≥ 55 岁。

◆ 月经初潮年龄 ≤ 12 岁。

◆ 使用"雌孕激素联合"的激素替代治疗不少于半年。

◆ 有乳腺活检史，或乳腺良性疾病手术史，或病理证实的乳腺不典型增生病史。

◆ 45 岁后乳腺 X 线检查提示乳腺实质类型为致密型。

3.具备以下任意两项者

◆ 无哺乳史或哺乳时间＜4个月。

◆ 无活产史(含从未生育、死胎、流产)或初次活产年龄≥30岁。

◆ 仅使用雌激素的激素替代治疗不少于半年。

◆ 流产（含自然流产和人工流产）≥2次。

注: 上述内容摘自《中国女性乳腺癌筛查与早诊早治指南(2021,北京)》一级亲属指母亲、女儿及姐妹;二级亲属指姑、姨、祖母和外祖母。

筛查建议

1.一般风险人群(除乳腺癌高风险人群以外的所有适龄女性)

◆ 45 岁开始筛查,推荐每 1 ~ 2 年进行 1 次乳腺 X 线检查或乳腺超声检查。

◆ 对于致密型乳腺,推荐使用乳腺 X 线检查联合乳腺超声进行筛查。

2.乳腺癌高风险人群

◆ 40 岁开始筛查,推荐每年使用乳腺 X 线检查联合乳腺超声进行 1 次筛查。

◆ 对于 BRCA1/2 基因突变携带者,可考虑使用乳腺核磁筛查。

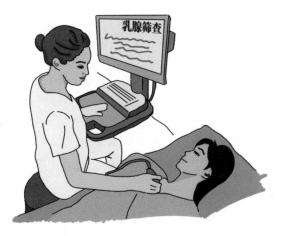

筛查流程图

乳腺癌筛查流程如图 3-7 所示：

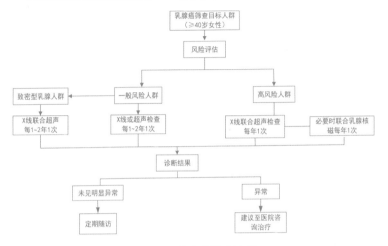

图3-7 乳腺癌筛查流程

宫 颈 癌

宫颈癌高风险人群

◆ 有宫颈病变史者。

◆ 人乳头瘤病毒（human papilloma virus, HPV）感染者。

◆ 有多个性伴侣或过早性生活者。

筛查建议

有性生活史的女性建议进行以下筛查：

◆ 21~65 岁女性采用宫颈细胞学检查，连续筛查 3 年无异常后，每3年1次；或者宫颈细胞学与HPV联合筛查，连续筛查3年无异常后，每5年1次。

◆ 筛查结束时间：65岁以上且过去10年多次筛查结果均正常，则结束筛查；若曾诊断为高度鳞状上皮内病变者，即使年龄已超过65岁，仍应再持续筛查20年，筛查频率视病情决定。

◆ 接受过子宫全切术（无宫颈），且过去20年里未曾患有宫颈上皮内癌变、原位癌或浸润癌者，不需要筛查。

◆ 接种过HPV疫苗的女性仍应定期进行筛查。

筛查流程图

宫颈癌筛查流程如图3-8所示：

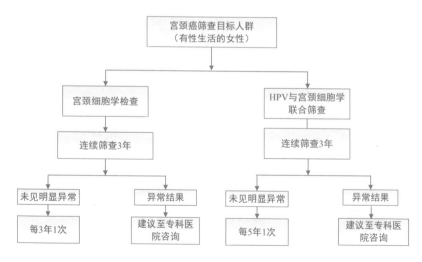

图3-8 宫颈癌筛查流程

前列腺癌

前列腺癌高风险人群

男性且伴有下列危险因素中的 1 项：

◆ 年龄 >50 岁。

◆ 年龄 >45 岁且有前列腺癌家族史。

◆ 年龄 >40 岁且血清前列腺特异性抗原（prostate-specific antigen，PSA）>1 微克 / 升（ug/L）。

◆ 年龄 >40 岁且携带 BRCA2 基因突变。

注：上述内容摘自《前列腺癌筛查中国专家共识（2021 年版）》。

筛查建议

◆ 推荐开展基于血清 PSA 检测的前列腺癌筛查，在筛查前需要对患者详细阐明前列腺癌筛查的风险和获益。

◆ 推荐每 2 年进行 1 次血清 PSA 检测。

◆ 当受试者 PSA<4 ug/L 时，建议进行每 2 年 1 次的随访；当受试者 PSA ≥ 4 μg/L 时，建议受试者转诊至医院进行进一步检查。

筛查流程图

前列腺癌筛查流程如图 3-9 所示：

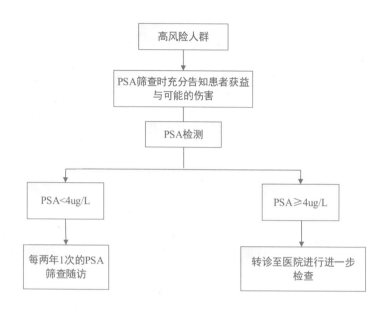

图3-9 前列腺癌筛查流程

　　以上内容主要摘自各癌种对应的筛查指南，若您想了解更多信息可通过文末参考文献查阅相关指南，或咨询相关专科医生。

　　其他癌种，如甲状腺癌建议通过颈部体检和颈部超声；胆囊/管癌建议通过 CEA、CA19-9 等肿瘤标志物的血液检查、肝胆超声；胰腺癌建议通过 CA19-9、CA125、CEA 等肿瘤标志物的血液检查结合腹部超声、CT、MRI 检查；鼻咽癌建议通过血液 EB 病毒相关抗体的检测、鼻咽镜、CT 和磁共振检查；卵巢癌建议通过血清 CA125 检查及经阴道超声检查；膀胱癌建议通过尿常规、血尿检测联合尿液肿瘤标志物如 NMP22 等方式定期进行筛查，发现早期肿瘤患者。

对于不符合上述条件的人群，如果有某些相关症状，或者有其他可能的高危因素，建议向相关专科医生咨询，根据具体情况，在权衡利弊后决定是否筛查。

（二）常见恶性肿瘤筛查费用及可进行筛查的医院推荐

表3-2所列费用可能会发生变动，仅供参考，以各医院实际费用为准，且该费用为政府指导价，只含检查费，不含挂号、护理、诊断、报告等费用。

表3-2　常见恶性肿瘤筛查费用及可进行筛查的医院推荐

肿瘤名称	筛查方式		筛查指导费用/元	优点	缺点	筛查医院推荐
肺癌	影像学检查	低剂量螺旋CT	105～240	相比常规CT，其辐射剂量小、准确度高	仍具有少量放射性；不能获取病理诊断	二级及以上的综合性或肿瘤专科医院
胃癌	免疫学检查	血清胃蛋白酶原PG检测	100～300	简便快速；可提示萎缩性胃炎，可作为早期胃癌筛查指标之一	受多种因素影响；尚无统一明确的诊断临界值；灵敏度和特异度不高	

续表

肿瘤名称	筛查方式			筛查指导费用/元	优点	缺点	筛查医院推荐
胃癌	免疫学检查	幽门螺杆菌（Hp）检测	幽门螺杆菌抗体检测	19~25	幽门螺杆菌是国际公认的胃癌 I 类致癌原，其检测方便，临床常用，可预测肠型胃癌	Hp 抗体检测无法区分既往和现症感染；存在个体遗传差异；尿素呼气试验前需停用抗菌药物；有放射性	二级及以上的综合性或肿瘤专科医院
			13 碳尿素呼气试验	150~210			
			14 碳呼气试验	36~48			
	化学检查	胃泌素 -17 检测（免疫学法）		29~35	同胃蛋白酶原检测	尚无统一明确的诊断临界值；灵敏度较低；仅与远端胃状态相关	
	临床诊疗	电子纤维胃十二指肠镜检查		83~105	目前最直观有效的胃癌早期检测手段	具有侵入性，检查痛苦；依赖设备和医师技术与经验	
		超声胃镜检查		350~500	可提高早期胃癌检出率，精确度高	具有侵入性，检查痛苦；依赖设备和医师技术与经验；费用高	

续表

肿瘤名称	筛查方式		筛查指导费用/元	优点	缺点	筛查医院推荐
食管癌	临床诊疗	电子纤维食管镜检查	64~83	有效的食管癌早期检测手段	具有侵入性，检查痛苦；依赖设备和医师技术与经验	二级及以上的综合性或肿瘤专科医院
		硬性食管镜检查	88~125			
结直肠癌	免疫学检查	粪便隐血试验（免疫化学法）	10~11	简便快速、无创；价格低廉；可提示可能的肠道病变	受多种因素影响；灵敏度较低；不易区分上消化道与下消化道病变	二级及以上的综合性或肿瘤专科医院
	临床诊疗	电子纤维结肠镜检查	173~248	可对可疑病变进行组织活检以明确病理诊断；发现早期病灶可直接去除	同胃镜检查；需要充分的肠道准备，检查前程序烦琐	
		电子乙状结肠镜检查	95~110			
		胶囊内镜检查	738~1 000			
		直肠镜检查	31~50			

续表

肿瘤名称	筛查方式		筛查指导费用/元	优点	缺点	筛查医院推荐
肝癌	影像学检查	腹部彩超	67~95	操作简单方便、无创无辐射	容易受患者特征（病变位置、肥胖）、医生的操作技能和临床经验影响	二级及以上的综合性或肿瘤专科医院
	免疫学检查	血清甲胎蛋白检测（免疫学法）	11~13	简便快速；价格低廉；对肝癌的早发现有重要意义	受多种因素影响；灵敏度较差	
乳腺癌	影像学检查	乳腺X线检查（乳腺钼靶摄片）	30~40	早期发现和诊断乳腺癌非常有效和可靠的检查方法；可鉴别乳腺良性和恶性肿瘤，检出率高	有辐射；不适用于乳腺腺体致密、有植入物、有乳房纤维囊肿的女性	二级及以上的综合性或肿瘤专科医院
		乳腺彩超	62~86	操作简单方便；无创无辐射；可检出致密腺体内的早期乳腺癌；灵敏度和特异度较高	对乳腺癌的诊断需联合其他检查手段来明确	

续表

肿瘤名称	筛查方式		筛查指导费用/元	优点	缺点	筛查医院推荐
乳腺癌	影像学检查	乳腺核磁共振	200~560	早期发现乳腺癌最敏感的成像技术，灵敏度和特异度高，对乳腺癌的诊断能力高于X线与超声的联合诊断	检查耗时，费用昂贵；受医疗条件限制；不适用于特定移植如起搏器或人工耳蜗患者、幽闭恐怖症患者等特定人群	二级及以上的综合性或肿瘤专科医院
宫颈癌	病理检查	宫颈脱落细胞学检查（巴氏涂片法）	36~49	简便易行、经济有效	在涂片、取材方法的限制下，敏感性较低，漏诊率较高	二级及以上的综合性或肿瘤专科医院
		宫颈液基细胞学检查（薄层）	90~120	相比传统的巴氏涂片法，专用的取材器可避免采样造成的漏诊，提高临床诊断准确率	灵敏度、准确度仍不高	
	免疫学检查	HPV核酸检测	22~28/项	包括HC-2 DNA检测、HPV分型检测等，灵敏度高，在早期宫颈癌筛查中有较高的敏感性	HC-2 DNA检测无法进行HPV分型检测	

续表

肿瘤名称	筛查方式	筛查方式	筛查指导费用/元	优点	缺点	筛查医院推荐
宫颈癌	临床诊疗	电子阴道镜	65~70	早期宫颈癌筛查重要辅助手段，可发现微小病变，提高CIN及宫颈癌的诊断率	准确性受患者自身情况及医师的经验和技术水平影响；对宫颈管内的病变检测受限，容易漏诊	二级及以上的综合性或肿瘤专科医院
前列腺癌	免疫学检查	血清前列腺特异性抗原PSA检测（免疫学法）	18~26	简便快速；PSA显著升高提示前列腺癌的可能性增大	PSA不具有专一特异性，其他前列腺疾病也可导致PSA升高，较低的肿瘤特异性导致部分患者接受了无意义的前列腺穿刺，从而可能造成过度诊断和治疗，引起相关的并发症	二级及以上的综合性或肿瘤专科医院

续表

肿瘤名称	筛查方式			筛查指导费用/元	优点	缺点	筛查医院推荐
鼻咽癌	免疫学检查	EB病毒抗体检测（包括IgG、IgM、IgA、EBV-CA、EBV-EA、EBNA等）		38~50/项	I类致癌物，与鼻咽癌的发生密切相关，操作简便、快速	单一EB病毒检测特异性不高，需要联合其他手段辅助筛查	二级及以上的综合性或肿瘤专科医院
	临床诊疗	鼻咽镜检查	鼻内镜检查	13~15	可对可疑病变进行组织活检以明确病理诊断	操作复杂，受到医师的经验及技术水平影响；仅局限于鼻咽癌黏膜上改变的检查	
			纤维鼻咽镜检查	110~150			
			硬性鼻咽镜检查	27~36			
			电子纤维喉镜检查	125~150			
	影像学检查	CT检查		55~285	灵敏度和特异度较高	CT有辐射；检查耗时，费用昂贵磁共振不适用于特定移植如起搏器或人工耳蜗患者、幽闭恐怖症患者等特定人群	
		磁共振检查		200~560			

续表

肿瘤名称	筛查方式		筛查指导费用/元	优点	缺点	筛查医院推荐
甲状腺癌	影像学检查	颈部彩超	62~86	操作简单方便；无创无辐射；灵敏度和特异度较高	对甲状腺癌的诊断需要联合其他检查手段明确	二级及以上的综合性或肿瘤专科医院
胆囊/管癌	影像学检查	肝胆彩超	67~95/部位	同颈部彩超	同颈部彩超	二级及以上的综合性或肿瘤专科医院
	免疫学检查	CA19-9、CA125、CEA肿瘤标志物的血液检查（免疫学法）	CEA：11-13；CA19-9/CA125：17-22	简单易行	敏感性不高，单纯外周血肿瘤标志物测定不能满足筛查要求，需联合其他检查手段	
胰腺癌	免疫学检查	CA19-9、CA125、CEA肿瘤标志物的血液检查（免疫学法）	CEA：11-13；CA19-9/CA125：17-22	简单易行	敏感性不高，单纯外周血肿瘤标志物测定不能满足筛查要求，需联合其他检查手段	二级及以上的综合性或肿瘤专科医院
	影像学检查	腹部彩超	67~95/部位	同颈部彩超	同颈部彩超	

续表

肿瘤名称	筛查方式		筛查指导费用/元	优点	缺点	筛查医院推荐
胰腺癌	影像学检查	CT	55~285	灵敏度和特异度较高	CT有辐射；检查耗时，费用昂贵；磁共振不适用于特定移植如起搏器或人工耳蜗患者、幽闭恐怖症患者等特定人群	
		磁共振检查	200~560			
卵巢癌	免疫学检查	血清CA-125检查	17~22	简单易行	敏感性不高，需联合其他检查手段进行筛查	
	影像学检查	经阴道B超检查	45~60	操作简单方便、无创无辐射，患者接受度较好，可减少假阳性率	对卵巢癌的诊断需要联合其他检查手段明确	
		经阴道彩超检查	140~180	相比B超，准确性更高		

续表

肿瘤名称	筛查方式		筛查指导费用/元	优点	缺点	筛查医院推荐
膀胱癌	临床体液检验	尿常规	4~5	操作简便、快速；价格低廉	灵敏度和特异度低，需联合其他检查手段进行筛查	
	免疫学检查	尿核基质蛋白NMP22检测	140~200	操作简便；无创；灵敏度和特异性均较高	NMP22不具有膀胱癌的专一特异性，其他疾病也可导致NMP22升高，需联合其他检查手段来明确	

（易　芳）

参考文献

［1］Freddie, Bray, Jacques, et al. Global Cancer Statistics 2020: GLOBOCAN Estimates of Incidence and Mortality Worldwide for 36 Cancers in 185 Countries[J]. CA Cancer J Clin, 2021, 71(3):209-249.

［2］赫捷, 李霓, 陈万青,等. 中国肺癌筛查与早诊早治指南（2021,北京）[J]. 中国肿瘤, 2021, 30(2):81-111.

［3］杜奕奇,蔡全才,廖专, 等. 中国早期胃癌筛查流程专家共识意见（草

案）(2017年，上海）[J]. 胃肠病学, 2018, 23(2):92–97.

［4］国家消化内镜专业质控中心，国家消化系疾病临床医学研究中心（上海），国家消化道早癌防治中心联盟,等. 中国早期食管癌及癌前病变筛查专家共识意见（2019年,新乡）[J]. 中华消化内镜杂志, 2019, 36(11):793–801.

［5］国家癌症中心中国结直肠癌筛查与早诊早治指南制定专家组. 中国结直肠癌筛查与早诊早治指南（2020，北京）[J]. 中华肿瘤杂志, 2021,43(1):16–38.

［6］赫捷，陈万青，李霓，等. 中国女性乳腺癌筛查与早诊早治指南（2021，北京）[J]. 中国肿瘤, 2021,30(3):161–191.

［7］中国抗癌协会泌尿男生殖系统肿瘤专业委员会前列腺癌学组. 前列腺癌筛查中国专家共识（2021年版）[J]. 中国癌症杂志, 2021, 31(5):435–440.

［8］Perkins RB, Guido RS, Castle PE, et al. 2019 ASCCP Risk–Based Management Consensus Guidelines for Abnormal Cervical Cancer ScreeningTests and Cancer Precursors[J]. Journal of Lower Genital Tract Disease, 2020, 24(2): 102–131.

［9］中华预防医学会肝胆胰疾病预防与控制专业委员会，中国研究型医院学会肝病专业委员会，中华医学会肝病学分会，等. 原发性肝癌的分层筛查与监测指南（2020版）[J]. 中华肿瘤防治杂志, 2021, 28(2):83–99.

［10］上海市抗癌协会，复旦大学附属肿瘤医院. 居民常见恶性肿瘤筛查和预防推荐（2021年版）[J]. 肿瘤, 2021,41:296–308.

［11］成都市人民政府. 关于印发《成都市医疗服务项目与价格汇编

（2016版）》的通知[EB/OL], http://gk.chengdu.gov.cn/govInfoPub/detail.action?id=80067&tn=6.

［12］成都市医疗保障局.关于市管公立医疗机构医疗服务项目价格结构调整的通知[EB/OL], http://cdyb.chengdu.gov.cn/ylbzj/c1 49273/2021-09/06/content _25f13326aa35473491ab96025ce92be2.shtmL.

［13］陈继跃. 癌症的早期信号[M]. 广州：广东科技出版社, 2003.

第四章

如何就医

第一节 肿瘤患者如何就医

一、如何选择医疗机构

（一）诊断阶段选择高级别医院

癌症是大病，诊断技术和设备要求高。如果怀疑是肿瘤类的疾病，应尽快到肿瘤专科医院或综合医院肿瘤科就诊。由于学习、工作忙等原因拖着不看病，害怕肿瘤而不肯到肿瘤医院看病，或者不愿意让医生进行乳房或妇科检查等原因不及时看病，都可能会延误病情。

在疾病的诊断阶段，一般选择规模大、级别高的医院。按照《医院分级管理办法》，我国的医院分为三级十等（如表 4-1 所示）。目前我国还没有三级特等医院，所以在疾病诊断阶段尽量选择三级甲等医院，其次是三级乙等医院。肿瘤治疗最重要的是明确诊断，如果在诊断阶段选择医疗机构不当，可能会导致严重后果，以下是两个案例。

【案例1】

四川某县的张女士，40岁，有一个15岁的儿子，正在读初三，成绩优异，老公事业有成。某天张女士发现左乳有一个肿物，考虑儿子正在升学的关键时期，为方便照顾儿子，不让儿子担心，她就近在当地某医院就诊。医生说是良性包块，吃中药进行保守治疗。2年后，张女士发现左腋窝淋巴结肿大，自觉问题严重，于是到省肿瘤医院诊治。肿瘤医院的医生告诉她，如果2年前发现是乳腺癌，进行合理的手术和术后辅助治疗，也许就不会转移了。1年后，张女士医治无效过世了，一个幸福美满的家庭就这样破裂了。

【案例2】

青海某地的王大妈，60岁，早年丧偶，一个人含辛茹苦将两个儿子抚养长大。两个儿子也孝顺懂事，如今都大学毕业，成家立业了。王大妈也终于可以享享福了。春节过后，王大妈开始高烧伴随咳嗽，大儿子及时将王大妈送到当地某医院医治，胸部CT显示肺部占位性病变。该院在未进行病理学诊断的情况下，给王大妈诊断为肺癌，并随后开始放化疗。王大妈治疗3个月后病情未得到有效控制，小儿子又将王大妈转院至省肿瘤医院，省肿瘤医院经穿刺取样病理确诊，王大妈是肺结核不是肺癌。但3个月的放化疗，不仅延误了肺结核的治疗，还让王大妈遭受了皮肤充血、恶心呕吐、消瘦无力、头发脱落等放化疗不良反应，并给王大妈的家人造成了极大的精神打击和一定的经济压力。

表4-1　我国医院分级从高到低排序

级别	等级
三级医院	特等
	甲等
	乙等
	丙等
二级医院	甲等
	乙等
	丙等
一级医院	甲等
	乙等
	丙等

（二）治疗阶段选择高级别医院

诊断明确之后的治疗阶段，可根据病情及医生的建议，选择高级别的肿瘤专科医院或综合医院肿瘤科。肿瘤的治疗较为复杂，高级别医院的治疗技术和设备更先进，治愈的可能性更大。

（三）康复阶段选择附近的医院

治疗后的康复阶段，可在医生的建议下就近选择医院。

（四）治疗肿瘤选综合医院还是肿瘤专科医院

医院按照收治范围不同，可以划分为综合医院和专科医院。治疗肿瘤既可以选择综合医院肿瘤科，也可以选择肿瘤专科医院。那到底如何选择对患者更好呢，还是应根据患者本身的情况进行选择。

1.首选肿瘤专科医院

肿瘤的诊治首选肿瘤专科医院。肿瘤专科医院较综合医院专业化程度更高，在诊治肿瘤的理念、经验、设备和技术等方面更有优势。初诊最好选择肿瘤专科医院，明确诊断和治疗方案，一般性治疗可到综合医院。中晚期肿瘤患者往往需要手术、放疗和化疗等联合治疗，专科医院更具有团队优势，治疗更合理、更全面，应选择肿瘤专科医院。

2.伴严重合并症选综合医院

综合医院的优势在于科室门类更齐全，有普内科和普外科，对于伴有严重糖尿病和高血压等疾病的癌症患者来说，综合医院较肿瘤专科医院对患者的心、肺、肝、肾功能的调控更好，相关处理更有经验。

（五）就医路上不要上当受骗

就医过程中，不要病急乱投医、听信虚假广告或上"医托"的当。确诊肿瘤之后，患者和家属的治病心情都是非常急切的，其心理、情绪乃至思维都容易处于一种不正常的状态。同时，患者及其家属都惧怕手术、放疗和化疗等，一听说不手术、不放疗、不化疗就可以治病，非常愿意相信别人的谎言，结果上当受骗。不仅花费大量的钱财，还失去了宝贵的治疗机会。

肿瘤求医路上，一定要警惕电视、手机或传单上宣传的不正规的医疗机构或药物。还要警惕有一种人叫"医托"——他们在医院门口或医院内，看到焦急等待挂号或就诊的患者或家属，就通过一起排队等方式搭讪，然后说他家也有类似的患者，经过某医院某著名医生或某药物的治疗，已经好了，不用手术、放疗或化疗。这些虚假广告或"医托"常见的骗术，就是借"中医药"之名行骗或误导患者到不正规医疗机构就诊。

1. 借"中医药"之名行骗

中医药确实在肿瘤治疗过程中帮助不少患者取得了不错的治疗效果，甚至挽救了不少患者的生命。因此，很多骗子就借"中医药"之名行骗。比如，告诉患者或家属某"中药"治疗肿瘤有奇效，某医生有家传秘方专治肿瘤，某"中药"疗法治疗肿瘤取得了重大突破等。

肿瘤中医治疗必须找正规的中医院，并告知主治西医医生正在进行中医辅助治疗。否则患者不但不能受益于中医药治疗，中医药治疗还可能影响西医的疗效，甚至使本有机会治愈的患者失去治愈机会。

2.不正规医疗机构

一些不正规医疗机构经常夸大疗效做广告，误导居民前去看病，患者与家属一定要保持警惕。判断一个医院是否正规，可看该医院是否通过各种媒体进行广告宣传。一般情况下，老牌公立医院是不会打广告的。另外，早些年还存在部分公立医院科室外包的情况，但现在国家已对该情况进行了严肃整治。

判断一家医院肿瘤诊治是否在全国或区域内领先，还可以参考复旦医院推出的排行榜，下面以2019年西南地区医院肿瘤学声誉排行榜为例（如表4-2所示）。

表4-2　2019年西南地区医院肿瘤学声誉排行榜

排名	医院名
1	四川大学华西医院
2	四川省肿瘤医院
3	重庆市肿瘤医院
4	云南省肿瘤医院
5	陆军军医大学第一附属医院（西南医院）
提名其他医院	贵州省肿瘤医院（贵州医科大学附属肿瘤医院） 重庆医科大学附属第一医院 陆军军医大学第二附属医院（新桥医院） 昆明医科大学第一附属医院 四川省人民医院 陆军军医大学第三附属医院（大坪医院）

【案例3】

魏某，20岁，患滑膜肉瘤（一种恶性软组织肿瘤）晚期，。其父母带着他在北京、上海、广州、天津多地肿瘤医院进行求诊，均被告知希望不大。父母并未就此放弃。通过在网上搜索，他们得知某医院可对该病进行治疗，便到该院实地考察——医院播放着电视台对该疗法的报道，医生说他们从美国引进的生物免疫疗法，结合孩子的病情来看，保10年20年都没有问题。于是，魏某便在该院接受了4次治疗，花费20多万元，但并没有获得明显的治疗效果，医生也改口称治好是概率事件。后来魏某通过在美国留学的朋友证实，该院宣传的生物免疫疗法，在国外因为有效率太低，在临床阶段就被淘汰了。而魏某就诊的科室早已被该医院外包给别的医院了。

二、如何选择医生

（一）如何选择看病科室

肿瘤的三大主要治疗方式是手术治疗、放射治疗和化学治疗，涉及的3个临床科室分别是外科、内科和放疗科。在外科、内科和放疗科内部，又按人体头颈、胸、腹等部位进一步分病区。

1.首选外科

肿瘤患者首次就诊，应该先选外科。除淋巴瘤、血液系统肿瘤和鼻咽癌等恶性肿瘤外，手术是绝大多数恶性肿瘤的主要治疗方式，也是明确诊断的重要手段。如果能够手术切除临床上可以检测到的原发肿瘤，再辅以适当的放化疗，那患者很有可能痊愈。因此，通常先找外科医生判断能否进行手术，不适合手术的则找放疗医生和内科医生进行放化疗。

不同类型的肿瘤涉及的科室不同，并且综合医院和肿瘤专科医院的外科设置差别也很大。因此患者和家属在挂号之前，一定要通过医院官网或官方微信公众号了解具体应挂哪个科。如果还是不清楚或有疑问，可以咨询导诊台的护士。表4-3列举了不同类型肿瘤通常对应的外科科室。

表4-3　不同类型肿瘤对应的外科科室

肿瘤类型	外科科室
脑及神经中枢肿瘤	神经外科或脑外科
口腔颌面/耳鼻咽喉/甲状腺癌等头颈部肿瘤	头颈外科/口腔颌面外科/五官科
乳腺癌	乳腺外科
肺癌、食管癌	胸外科
肝癌、胆管癌、胰腺癌	肝胆胰外科
胃癌	胃外科

续表

肿瘤类型	外科科室
结肠癌、直肠癌、小肠癌	大肠外科 / 结直肠外科
卵巢癌、子宫颈癌、子宫体癌	妇科
肾 / 膀胱 / 前列腺 / 睾丸癌	泌尿外科
肉瘤 / 骨肿瘤	骨科 / 骨及软组织外科

2.选择多学科诊疗

肿瘤诊治虽然首选外科，但不适合进行手术的患者，还是只能选择放疗、化疗等治疗方式。即使有手术适应证的肿瘤患者，通常也需要合理、有序地联合手术、放疗、化疗等多种治疗方式。有的患者可能需要在手术前进行放疗、化疗等，使肿瘤缩小，提高手术切除率，控制肿瘤转移；有的患者可能需要在手术切除原发病灶后，通过放疗、化疗等消灭潜在的微小转移灶或术野周围可能残存的病灶，降低复发和转移的可能性。

然而，一方面，术业有专攻，首诊的外科医生可能并不十分了解放疗和化疗；另一方面，有极个别的外科医生也可能因多种外在原因而让不适合手术的患者进行手术治疗。所以患者在诊疗的不同阶段，通常需要多方咨询不同专业的医生（如图4-1所示）。在这种传统的诊疗模式下，不同专业的医生可能给出不同的诊疗意见，但往往患者及家属由于缺乏医学专业知识，很难做出正确的判断。另外，在联合多种治疗方式时，若没有提前制定一个规范整合的治疗方案，很容易因治疗方式不当，影响整体的治疗效果——如早期癌症进行了规范化的手术切除，但由于后期未接受规范化的放化疗，可能导致癌症扩散转移。

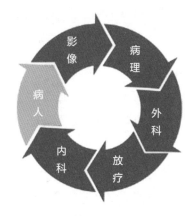

图4-1 传统的肿瘤诊疗模式示意

　　为解决传统诊疗模式存在的问题，可以实施肿瘤多学科诊疗模式。多学科诊疗模式（Multi-Disciplinary Treatment，MDT）是指以患者为中心，多学科专业人员共同参与，为患者提供科学诊疗服务的模式（如图4-2所示）。多学科诊疗模式在很多国家被认为是肿瘤治疗的重要方式，我国也已在全国范围内开展肿瘤多学科诊疗试点。多学科诊疗模式综合不同专业人员的意见，可以减少因学科分化太细使得某专业医生对其他专业了解不够的问题，为患者提供更规范科学的治疗方案。

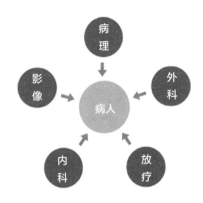

图4-2 肿瘤多学科诊疗模式示意

（二）如何选择医生

医师按职称分为医师（或住院医师）、主治医师、副主任医师和主任医师。不同诊治阶段的患者，选择医生的原则不同。

初次就诊的患者，可先选择主治医生，做完常规检查。对于常见肿瘤，如肺癌、乳腺癌、胃癌等，肿瘤的诊断都是按常规进行，主治医生就可以了。选择副主任医师或主任医师，一是挂号费更高，二是号比较难挂，等待时间更长。

检查结果出来后，最好选择副主任医师或主任医师，并且还要关注医生的声誉和专业范围。真正衡量一个肿瘤医生医术水平的指标，是患者的5年生存率。但国内该数据尚未公开，我们可以参考医生在业内的声誉。此外，医生的专业范围也是至关重要的。在大型医院，每位医生都有自己的业务专攻方向，如有的专攻肺癌，有的专攻肝癌等。对于专攻方向的疾病，他们的诊治经验丰富，了解疾病最新进展，提出的治疗意见对患者最有利。相反，如果找主攻肺癌的医生诊治肝癌，往往达不到预期的效果。

三、如何挂号

患者就诊前，可先在目标医院官方网站或官方微信公众号查看就医指南，包括挂号指南、就医流程、专家介绍、门诊时间等，再通过官方微信公众号或电话等途径挂号。挂号时间最好在就诊前一个星期甚至更长时间，因为很多高水平医生的号往往会提前数月挂满。

（一）常见的挂号方式

1.首选微信挂号

首选官方微信公众号挂号，这是目前绝大多数医院都有的挂号方式，操作方便快捷（如图4-3所示）。微信公众号平台还可以看到该医院相关科室医生的学历、职称、擅长疾病、就诊时间、剩余号源等信息，供患者或家属挑选挂号医生。此外，微信公众号平台挂号无须现场取号，还可以第一时间获取检查结果，同时也能了解医院的其他服务和信息。

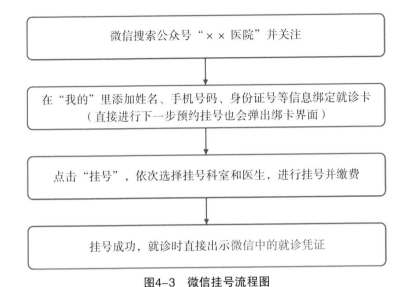

图4-3 微信挂号流程图

2.电话挂号

常见的电话挂号方式有 114 和 95169 两种，但并不是所有医院的号都能用这两种方式预约。图 4-4 是 114 平台的电话挂号流程。

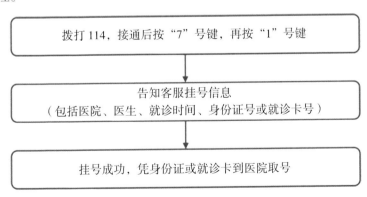

图4-4 114电话挂号流程图

3.现场挂号

如果想挂号的医生号已满，也可以到现场问问导诊台或医生能不能临时加号。

（二）就医前的准备

1.带上证件

就诊时务必带上身份证和医保卡。

2.上午空腹

就诊当天上午最好不要吃早餐，否则一些空腹检查项目当日无法进行。

3.梳理问题

就诊机会难得，时间宝贵，就诊前应梳理出关于疾病诊治的疑问，就诊时请医生一一解答。问题要简洁，不要一个问题反复问；陪同人员尤其不要问这病能治好吗、还能活多久、治病要花多少钱这类可能对患者造成精神压力的话，并且这类问题医生在初诊时很难回答。

4.带齐病历资料

看病务必要带齐病历资料，包括检查结果和治疗记录等。检查结果包括影像、超声和病理的检查结果。治疗记录应当包括手术的日期、部位和方式，化疗的方案、药物、剂量和时间，放疗的部位和剂量等内容。带上检查结果可以避免重复检查，准备治疗记录可以为制定下一步治疗方案提供依据。

5.明确症状

如首次就医没有病历资料，就诊前应仔细回忆一下身体出现的症状或不适。比如症状是什么时候开始的，发生在什么部位，持续时间多长，是否有肿瘤家族史等。

四、常见的就医问题

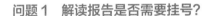 问题1　解读报告是否需要挂号？

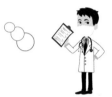

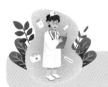

答：若报告在就诊的当天出来，且为你开具检查单的医师正好也在门诊坐诊，就不需要重新挂号；

若当天取得报告时，为你开具检查单的医生未在门诊坐诊或选择其他医生看报告，均需重新挂号。

问题2　复诊是否需要挂号？

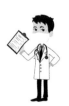

答：复诊者仍需挂号。

问题3　能否修改挂号医师和时间？

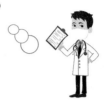

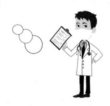

答：能，但要通过原挂号途径提前取消挂号，再重新挂号。

问题4　能不能加号？

答：医生有加号权限，但加号要根据医生当日就诊数量和时间，由医生自愿安排。

问题5　小孩没有身份证怎么办理就诊卡？

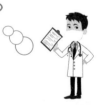

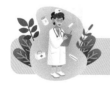

答：没有身份证可凭小孩户口本办理就诊卡。

问题 6 就医过程中遇到其他问题怎么办？

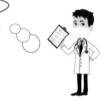

答：可以在医院官网或官方微信公众号查找咨询电话，打电话咨询。

（杨中华）

第二节 如何诊断肿瘤

随着肿瘤的发病率逐年升高，肿瘤已经成为全球居民死亡的首要原因。越来越多的媒体及大众十分关注肿瘤治疗的进展，包括新药的研发、新技术的开展等，然而肿瘤诊断却常常被忽视。肿瘤诊断是治疗的前提，不同肿瘤的诊断方法也不尽相同。

一、如何诊断肿瘤

肿瘤检查方法多种多样，需要多种检查互相印证及补充，不能仅仅依靠某一种方法。需要在有经验的临床医生指导下，通过多种检查手段明确临床分期，特别是通过病理学检查明确诊断。常见的检查方法包括体格检查、血液学检查、影像学检查、病理学检查等。

1.体格检查

这是临床医生常用的查体方法。

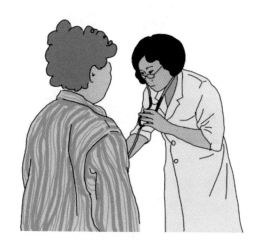

2.血液学检查

肿瘤相关标记物对肿瘤的筛查、良恶性鉴别、疗效评估、预后判断、复发鉴别、组织来源等具有一定的临床意义。

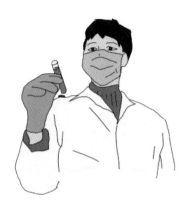

3.影像学检查

　　包括计算机X射线断层扫描（CT）、核磁共振（MRI）检查，以及常规的X线检查等。这些检查对肿瘤的临床分期、手术判断及决策、术后随访监测、疗效评估等具有重要作用。

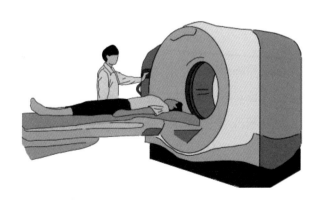

4.病理学检查

病理学检查是肿瘤诊断的金标准。胃肠镜病灶活检、彩超或 CT 引导下粗针穿刺活检及腔镜下病灶切除活检等都是获取病灶组织进行病理学检查的重要技术手段。病理分期会直接影响患者的预后及生存时间的长短等。

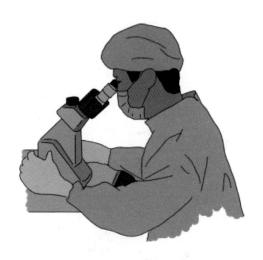

实际生活中，肿瘤患者首次就诊往往并非在肿瘤科，通常因不同的症状就诊相关的科室。以结直肠肿瘤为例，患者首发症状常以大便形状改变、腹泻、便秘、腹痛等为主，常规对症治疗不见好转，后行肠镜检查后发现肠道新生物，取病理活检诊断为肿瘤。患者诊断明确后进一步就诊肿瘤科，完善肿瘤标记物、胸部 CT、腹部 CT/MRI 等检查，明确肿瘤分期后予以相应的治疗（如图 4-5 所示）。

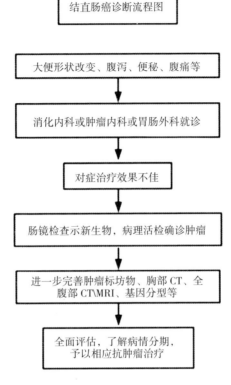

图4-5 结直肠癌诊断流程

常见肿瘤的检查方法如表4-4所示：

表4-4 常见肿瘤的检查方法

分类	常见肿瘤标记物	常规影像学检查	活检方式	金标准
肺癌	CEA、SCC、CYFRA21-1、NSE	胸腹部增强CT、颅脑MRI、骨扫描	CT引导下穿刺、胸腔镜病灶切取病灶活检	病理诊断

续表

分类	常见肿瘤标记物	常规影像学检查	活检方式	金标准
乳腺癌	CEA、CA153、CA125	乳腺彩超、乳腺钼靶、乳腺增强MRI、骨扫描	彩超引导下穿刺组织学病理活检	
结直肠癌	CEA、CA19-9、CA125	胸部CT、腹部增强CT/MRI、骨扫描	肠镜下病灶病理活检	
前列腺癌	CEA、PSA	前列腺彩超，盆腔MRI、胸部CT、骨扫描	彩超引导下穿刺组织学病理活检	
胃癌	CEA、CA19-9、CA724	胸腹部增强CT、骨扫描	胃镜下病灶夹取病理活检	
肝癌	CEA、AFP、HBsAg、CA19-9	胸部CT、全腹部增强MRI、腹部彩超、骨扫描	彩超引导下穿刺	病理诊断
宫颈癌	CEA、SCC	盆腔增强MRI、胸部CT、骨扫描	扩阴器下宫颈病灶活检	
食管癌	CEA、SCC	颈胸部增强CT、腹部CT、腹部彩超、骨扫描	内镜下夹取病灶病理活检	
甲状腺癌	甲状腺球蛋白	甲状腺彩超、颈部增强CT、放射性核素、骨扫描	彩超引导下细针穿刺病理活检	
膀胱癌	CEA、膀胱肿瘤抗原、核基质蛋白22	盆腔增强MRI、胸部CT、骨扫描	膀胱镜下夹取病灶病理活检	
卵巢癌	CEA、CA125、CA153、HE4	盆腔增强MRI、胸部CT、骨扫描	超声或CT引导下穿刺活检	

二、如何面对肿瘤诊断

"为什么偏偏是我？！"这是绝大多数患者得知自己患肿瘤时发出的感叹，甚至会产生放弃治疗，听天由命的想法。对于肿瘤，要用科学的态度客观面对。首先要明确肿瘤的性质，是良性、交界性还是恶性肿瘤。对于良性及大多数交界性肿瘤，可以通过手术的方式实现根治。恶性肿瘤要明确分期，早中期的恶性肿瘤，手术仍是获得根治的重要手段；局部晚期及晚期的恶性肿瘤，对于有转化治疗希望的患者，应积极配合医生治疗，争取通过科学的新辅助治疗获得根治机会；无法手术切除的晚期恶性肿瘤，通过科学合理的治疗也可以控制肿瘤生长，减轻痛苦，提高患者生活质量，延长患者生存期。

目前世界卫生组织已将恶性肿瘤归为慢性病，像高血压、糖尿病一样，可以长期"带瘤生存"、和平共处。肿瘤患者应消除心理恐惧，把肿瘤当慢性病医治，做好长期战斗的准备；切忌听信不实的谣言及虚假广告，一定要到正规的医院肿瘤专科就诊。

第三节　如何治疗肿瘤

一、肿瘤治疗分类

肿瘤治疗需要患者前往正规专科医院或大型综合医院就

诊，包括全身系统治疗及局部治疗。对于不同分期、不同类型的肿瘤，治疗方案天壤之别。多学科综合治疗模式汇聚肿瘤内科、肿瘤外科、放疗科、影像科、病理科等多专业学科医师，可以提高治疗的科学性、规范性、精准性，从而提高治疗的有效性，使患者受益。

常见的肿瘤治疗方法包括手术、放疗、化疗、靶向及免疫药物治疗等。

1.手术治疗

手术治疗是通过外科手术的方式对肿瘤进行切除，包括根治性手术和姑息性手术。

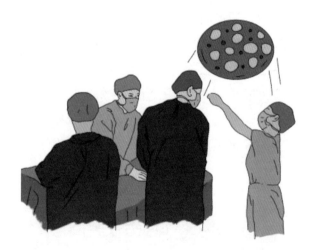

（1）根治性手术：指手术的范围不仅包括肿瘤的全部及其所在部位、器官的全部或大部分，还包括其周围淋巴结及可能转移区组织的整块切除。对于肿瘤局限于原发部位及区域淋巴结，未发现其他部位转移灶，且患者全身情况能耐受根治性手

术患者，首选根治性手术。

（2）姑息性手术：指原发灶侵及范围较广，无法行根治性手术的患者，为防止危及生命和减少对机体功能的影响，减轻肿瘤负荷，提高患者生活质量，可考虑行姑息性手术。例如晚期卵巢癌减瘤手术、晚期结直肠癌合并肠梗阻姑息性造瘘手术等。

2.放疗

放疗是利用放射线治疗肿瘤的一种局部治疗方法，目前临床上常用的放射线包括 α、β、γ 射线和各类 X 射线治疗机或加速器产生的 X 射线、电子线、质子束及其他粒子束等。在我国约70%的恶性肿瘤患者需要放射治疗，放射治疗在头颈部恶性肿瘤、皮肤恶性肿瘤的治疗中占据重要地位。早期鼻咽癌、早期喉癌和皮肤基底癌等部分恶性肿瘤可通过单纯放疗治愈，同时放疗也是其他恶性肿瘤综合治疗中一种有效的治疗手段。

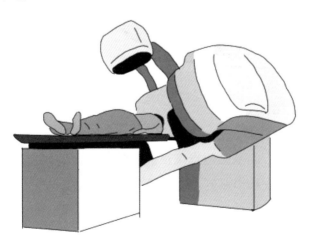

3.化疗

化疗是通过细胞毒性药物治疗肿瘤的一种方法。依据不同的作用机制，化疗主要使用作用于 DNA、影响核苷酸合成、影响蛋白质合成、干扰有丝分裂、作用于拓扑异构酶等的细胞毒性化疗药物。化疗目前仍是恶性肿瘤治疗的基石，在抗肿瘤治疗各阶段都发挥着重要的作用。

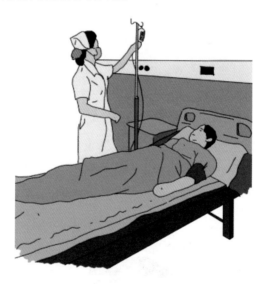

4.靶向治疗

靶向治疗是通过专门的药物针对不同的基因突变，特异性地作用于相应的基因位点来杀灭肿瘤细胞。例如，吉非替尼是临床常用的一种口服的小分子靶向药物，适用于 EGFR 基因敏感突变的局部晚期或转移性非小细胞肺癌患者。非小细胞肺癌细胞中的 EGFR 突变可促进肿瘤细胞生长，抑制细胞凋亡，增

加血管生成因子的产生，以及促进肿瘤转移。吉非替尼可抑制
EGFR 酪氨酸的自体磷酸化，从而进一步抑制下游信号传导，阻
止 EGFR 依赖的细胞增殖，从而发挥抗肿瘤效应。

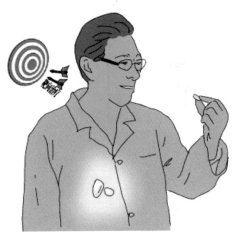

5.免疫治疗

肿瘤的发生发展与免疫逃逸密切相关，肿瘤通过激活不同
的免疫抑制途径来逃避免疫监视，其中最具代表性的检查点负
性调节信号通路是 PD-1 及其配体 PDL-1 通路；而针对 PD-1/
PD-L1 免疫检查点的抑制剂研发和临床实践也最引人瞩目。
PD-1/PD-L1 免疫检查点抑制剂通过阻断检查点蛋白及其配
体之间的相互作用来阻止 T 细胞失活而发挥抗肿瘤作用。2018
年 6 月至 2022 年 4 月，国内共批准 13 款 PD-1/PD-L1 药物上
市，共涉及 14 个癌肿 49 个适应证。

靶向和免疫治疗已经成为肿瘤综合治疗中的重要环节，也
是当前肿瘤治疗基础研究和临床应用的热点与发展方向。

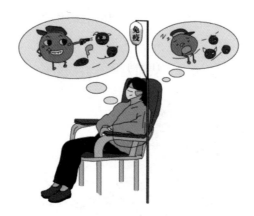

肿瘤常见治疗分类见图 4-6。

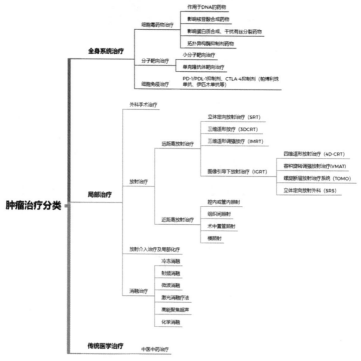

图4-6 肿瘤常见治疗方法分类

二、如何配合治疗

在肿瘤的治疗过程中，患者应该遵从医嘱，积极配合治疗，定期复查，多与医生沟通，了解病情变化及药物不良反应，正确处理毒副反应。然而，患者往往过分关注药物治疗及肿瘤的控制，对于全程管理极易忽视。世界卫生组织已经将肿瘤列为慢性病，肿瘤治疗是一个长期且漫长的过程，需要患者具备良好的身体状态，因此营养支持在肿瘤治疗过程中就显得尤为重要。对于摄入少、营养状态差、近期体重下降明显等营养风险患者，建议到营养门诊就诊，调整饮食方案，加强营养支持；必要时还可考虑通过肠内营养管饲等方式加强能量摄入，改善营养状态。同时，有研究表明营养状态改善能减轻毒性反应，加强抗肿瘤治疗的有效率及依从性。心理因素在恶性肿瘤发生转变的过程中也起重要作用。沉重的心理压力和不良情绪可使机体免疫功能下降和身心健康遭到破坏，加强对恶性肿瘤患者心理问题的有效干预，能够显著改善肿瘤患者生活质量。肿瘤患者应该定期咨询心理门诊，多与医生进行有效沟通，缓解内心焦虑，呵护心理健康。

电影《送你一朵小红花》深刻描绘了"抗癌家庭"的辛酸生活——肿瘤带来的不仅是身体上的痛苦，更是精神上的煎熬，是恐惧、害怕、焦虑、绝望等负面情绪的相互交织。电影中罹患癌症的男孩韦一航需要长期服药控制病情，而现实生活中，对于大多数局部晚期或转移性肿瘤患者而言，确实需要长期服药控制肿瘤的发生发展，多项研究证实维持治疗能够显著提高疾病控制的时间，降低疾病进展的风险。

肿瘤患者需要了解肿瘤相关基本知识，扫除"不治之症"的阴霾，了解疾病的预后，建立充分的医患信任，用良好的态度面对疾病治疗，做好"持续作战"的思想准备，积极配合治疗。患者可以多参与一些互助组织、病友会，互相鼓励。最重要的是，患者需要来自家人的支持及社会的关爱。

（李蓝星）

第四节　如何转诊

一、国内转诊

（一）是否适合转院？

很多肿瘤患者首次就医往往在基层医院或肿瘤诊疗能力不足的综合医院，如经一段时间治疗，效果不佳，应考虑及时转诊。

1. 有下列情况之一时，适合转院

（1）所在医院对疾病诊断含糊而又无进一步确诊的手段。

（2）对疾病虽诊断明确，但无或缺少治疗条件。

（3）有治疗恢复的希望，但当地医院治疗手段和水平不够，综合评估转院利大于弊。

（4）病人对负责医生缺乏信赖。

2. 下列情况，不适合转院

晚期肿瘤病人病情较重，估计近期有生命危险时最好不要转院，因辗转、搬运、旅途劳累等均会加速病情的恶化。此种情况，可请上级医院医生来院或远程会诊。

（二）如何办理转院手续？

转院可由负责医生提出，也可由患者家属申请。如果是负责医生建议的转院，医院通常会主动联系上级医联体医院专家会诊，联系床位，安排救护车转院，开具转诊证明等（如图4-7所示）。如果是患者家属提出的转院，且负责医生认为无转院的必要性，只能先办理出院，再到想去的上级医院办理住院。通常这种情况下，医保报销比例较医生建议的转院更低。并且，在转出之前一定要自己联系好想去的上级医院。联系上级医院可以找当地的负责医生利用医联体网络医院合作关系转院，也可以带上相关病历信息到上级医院门诊咨询。

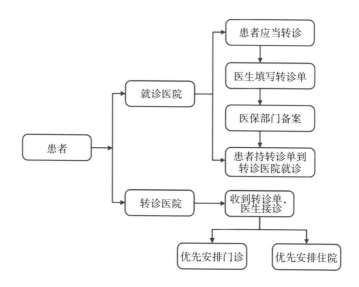

图4-7　医疗机构安排转诊流程

（三）转院需做好哪些准备？

1.病理诊断情况

如果患者已在原医院做过病理诊断，转院时最好带上病理报告，如有需要可带上病理切片或病理标本；接受转诊的医院可对原有病理标本进行复查和会诊，便于做出诊断。这样既省钱省时间，也可减轻病人的痛苦；即便是病情复杂需再次做病理检查，也可与第一次病理结果相比较。

2.手术治疗情况

如果患者在转诊前进行过手术治疗，转院时务必携带以下手术相关材料：

（1）手术前的病史和检查结果。

（2）手术记录，主要包括手术时间、手术方式和手术经过。

（3）手术切除标本的病理结果或病理切片（或腊块）。

（4）手术后治疗情况。

3.放射治疗情况

如果患者在转诊前进行过放射治疗，转院时务必携带放疗方案和执行情况。如患者尚未足量如期完成放疗计划，医生可据此设放射野、确定放射剂量等，避免在进一步放疗中剂量不足、剂量过大或设放射野不当等问题；如果患者已完成充分的放射治疗，则无再放疗的必要，可考虑配合其他方式的综合治疗或仅需定期到医院随访复查。

4.药物治疗情况

如果患者在转诊前进行过药物治疗，则需请原负责医生写明药物治疗方案、每种药物的剂量和治疗时间、治疗的效果和不良反应等。这些都为制定下一步方案时选择药物、确定剂量和时间等提供了依据。

二、国外转诊

（一）慎重选择出国就医

肿瘤治疗是一个非常复杂且漫长的过程，更是一个需要长期金钱投入、患者自身努力及家庭成员支持等的艰苦过程。国外在某些肿瘤的诊治水平上可能高于我国，但并不是每一个出国就医的患者都能取得理想的治疗效果。因此，我们建议有出国就医需求的患者慎重考虑以下问题。

1.所选国家或地区是否擅长该类型肿瘤的治疗

肿瘤患者的5年生存率，指的是治疗后存活时间超过5年的患者的比例。换句话说就是，得了肿瘤5年后还活着的人数与所有接受治疗的人数的比例。恶性肿瘤之所以难以治愈，是因为它易扩散和转移。恶性肿瘤复发和转移的高峰期是治疗后5年，如果5年之内没有复发和转移，那么再次出现复发和转移的概率就非常低了，可以认为达到了临床治愈。因此，临床上通常采用5年生存率来评价肿瘤的治疗效果。

美国肿瘤患者的5年生存率是67.0%，日本肿瘤患者的5年生存率是68.8%，而中国大陆地区肿瘤患者的5年生存率只有40.5%（如图4-8所示）。不过，美国和日本是不是对所有肿瘤的治疗水平都远远高于中国大陆地区呢？答案是否定的。

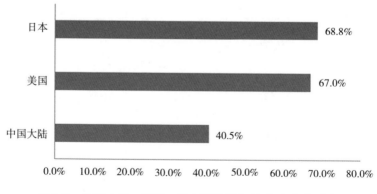

图4-8　中国大陆、美国、日本的肿瘤患者5年生存率对比

　　某地区所有肿瘤患者5年生存率是由该地区肿瘤疾病谱（不同类型肿瘤患病人数在所有肿瘤患者中的比例），以及各肿瘤的5年生存率共同决定的。中国和美国的肿瘤疾病谱差别很大，中国和日本的肿瘤疾病谱也有不同（如图4-9和表4-5所示）。不考虑肿瘤不同分期治疗难度不同，仅从5年生存率来看，美国和日本在部分肿瘤的治疗水平上可能高于中国大陆地区，部分肿瘤治疗水平与中国大陆地区相差不大，美国对食管癌的治疗水平甚至可能还不如中国大陆地区（如图4-9和表4-6所示）。考虑中国香港、中国台湾等地与中国大陆地区语言文化的一致性，肿瘤患者或家属可能也有前去就医的想法，图4-10和表4-6也列出了中国台湾地区各肿瘤的5年生存率。台湾地区对肝癌、淋巴瘤、前列腺癌的治疗水平可能高于中国大陆，但对食管癌的治疗水平可能低于中国大陆。在同一研究中，中国香港地区乳腺癌、结肠癌、直肠癌和宫颈癌的5年生存率与中国大陆地区相差不大，故暂不列出。

　　某肿瘤在某国家（地区）的占比越高，该国家（地区）通常也越有必要研究和发展该肿瘤的防治方法技术，同时由于病例足够多，对该肿瘤的防治经验通常也越丰富，治疗水平往往也越高。换句话说，各国（地区）防治水平较高的肿瘤类型，通常也是该国（地区）高发的肿瘤类型。考虑疾病谱和人种的相似性，相较于美国，更推荐有海外就医需求的肿瘤患者到日本或我国台湾求医。

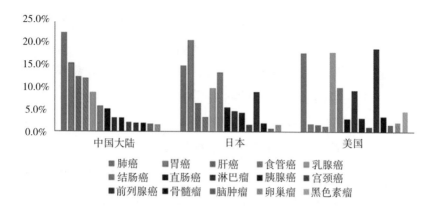

图4-9　15种常见肿瘤在中国大陆、日本和美国的占比

表 4-5　美国、日本和中国大陆占比差别较大的肿瘤类型〔比例（排名）〕

疾病	美国	日本	中国大陆
前列腺癌	19.0%（1）	9.2%（5）	2.1%（11）
食管癌	1.4%（14）	3.5%（10）	12.2%（4）
黑色素瘤	4.7%（6）	0.2%（15）	0.2%（15）

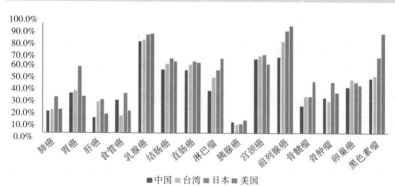

图4-10　中国大陆、中国台湾、日本、美国15种常见肿瘤的5年生存率
注：蓝色—中国；黄色—中国台湾；绿色—日本；橙色—美国。

表4-6　中国台湾、日本、美国15种常见肿瘤5年生存率对比

国家（地区）	明显高于（>10%）	略微高于（5% ~ 10%）	相差不大（-5% ~ 5%）	略微低于（-10% ~ -5%）	明显低于（<-10%）
中国台湾	肝癌 淋巴瘤 前列腺癌	直肠癌 骨髓瘤 卵巢癌	肺癌 胃癌 乳腺癌 结肠癌 胰腺癌 宫颈癌 脑肿瘤 黑色素瘤		食管癌
日本	肺癌 胃癌 肝癌 结肠癌 淋巴瘤 前列腺癌 脑肿瘤 黑色素瘤	食管癌 乳腺癌 直肠癌 骨髓瘤	胰腺癌 宫颈癌 卵巢癌		
美国	黑色素瘤 淋巴瘤 前列腺癌 骨髓瘤	乳腺癌 结肠癌 直肠癌	肺癌 胃癌 肝癌 胰腺癌 脑肿瘤 卵巢癌	宫颈癌	食管癌

2.能否承受海外就医更高的治疗费用

肿瘤患者每次正规治疗的费用都不低，而且肿瘤极易复发或转移，往往需要经历手术、多次放化疗等综合治疗，治疗费用相对较高。如果肿瘤患者选择海外就医，可能需要多次出国治疗。同时，如果治疗后期肿瘤复发或转移，病情复杂程度会增加，病情越复杂越需要先进的治疗，越是先进的治疗费用也越高。因此，肿瘤治疗不仅要考虑当下的花费，还要考虑后续可能涉及的费用，从经济上做好打持久战的准备。

肿瘤患者海外就医需要多少预算呢？这取决于肿瘤的类型、分期、治疗方式等。一般来说，在美国治疗肿瘤的费用是我国大陆地区的 10 倍左右，在日本或我国台湾地区治疗肿瘤的费用是我国大陆地区的 2 倍左右。

3.患者病情是否有必要出国就医

即使所患肿瘤类型在国外治疗水平较高，患者也能承受国外治疗的费用，也不是所有患者都适合到国外治疗。患者的病情是否支持患者长途往来也是海外就医需要考虑的。如果患者的病情已经恶化到一定程度，在国外没有更好的治疗手段，不建议出国就医。

此外，如果患者诊断明确，治疗方案规范，国内有成熟的手术、放疗或化疗技术，也没有必要到国外接受一样的治疗方案。肿瘤的治疗方式主要包括手术、放疗和化疗。美国和日本的制药业虽然比我国发达，但很多药物也在中国大陆上市，在适应证范围内，药物治疗的效果是一样的。即使中国大陆地区没有上市，中国的台湾、香港和澳门的新药上市速度与美国、日本也基本同步，并且我国海南省已经推出医疗试验区，病情有需要的患者可以在海南使用到尚未在中国大陆上市的新药。国际上手术和放疗的基本原则，在过去几十年都没有本质的改变。手术或放疗水平的高低主要取决于医生及其团队治疗的规范化程度及积累的临床经验。

4.出国就医能否做好国内外医疗衔接

如果患者或家属非常看重治疗质量，且有足够的经济实力，想在国外接受更规范、更成熟的治疗，如治疗后不打算长期在国外生活，还需要考虑一个国内外医疗衔接的问题。肿瘤需要长期的疾病管理（诊断、治疗和随访），对于接受海外医疗的肿瘤患者来说，无论国外的治疗质量多高，在国内的后续治疗和康复衔接不好，都会影响肿瘤患者的治疗效果，甚至可能使得在国外的治疗前功尽弃（如图 4-11 所示）。

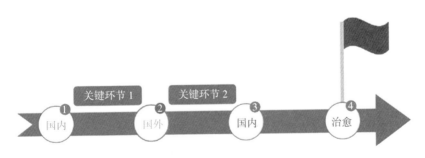

图4-11　出国就医国内外衔接示意

事实上，肿瘤患者的国内外医疗衔接比较困难。一方面，一些肿瘤医生不想流失出国就医的肿瘤患者，或认为出国就医的肿瘤患者不信任国内医生的治疗水平，而在主观上不愿意为患者提供国内外医疗衔接。另一方面，肿瘤诊疗的复杂性、专业性和多样性，使得国内医生客观上可能不能为患者提供有效的国内外医疗衔接，如国内很多放疗医生不精通质子重离子放疗，不能做好重离子放疗前的准备和衔接工作。

（二）考虑国内医院的国际会诊或转诊服务

相较直接出国就医，在国内医院寻求国际会诊或转诊服务，一方面能够确保出国就医的可行性和必要性，另一方面能够保证国内外的医疗衔接，进而提高治疗的系统性和规范性。目前国际会诊和转诊服务在我国还处于发展探索阶段，仅有少量医院提供相关服务，如浙江大学邵逸夫医院、四川大学华西医院及部分私立医疗机构等。如有肿瘤国际会诊或转诊的需求，可咨询医院的特需服务或医院相关科室的医生。

（杨中华）

参考文献

[1] 梁炜颜. 肿瘤患者的就医诀窍[J]. 人人健康, 2016（7）: 58.

[2] 刘炬. 肿瘤患者寻医问药指南[M]. 北京: 人民军医出版社, 2009.

[3] 马建辉. 肿瘤患者如何就医? 专家手把手教你如何高效看病[J]. 抗癌之窗, 2018（2）: 20-21.

[4] SUNG H, FERLAY J, SIEGEL R L, et al.Global Cancer Statistics 2020:

GLOBOCAN Estimates of Incidence and Mortality Worldwide for 36 Cancers in 185 Countries[J]. CA: a cancer journal for clinicians, 2021, 71(3): 209–249.

[5] SHROFF J, THOSANI N, BATRA S, et al.Reduced incidence and mortality from colorectal cancer with flexible–sigmoidoscopy screening: a meta–analysis[J]. World journal of gastroenterology, 2014, 20(48): 18466–18476.

[6] 梁文华, 黎才琛, 何建行. 肺癌早筛早诊的精准化探索[J]. 中国肿瘤临床, 2021, 48(10): 506–510.

[7] 刘长飞, 雷威, 刘建伟,等. 肺癌肿瘤标记物的表达及其临床意义[J]. 中国综合临床, 2013, 29(4):442–443.

[8] 胡威. 影像学在肿瘤诊治中的作用[J]. 按摩与康复医学, 2010, 01(6):56–56.

[9] 刘复生, 刘彤华. 肿瘤病理学[M]. 北京:北京医科大学中国协和医科大学联合出版社, 1997.

[10] 郑潇豪, 解亦斌. 中国晚期胃癌的诊疗现状[J]. 癌症进展, 2019, 17(1): 13–19+48.

[11] 陈万青. 2020癌症筛查与早诊早治——肿瘤是个慢性病[J]. 抗癌之窗, 2020(2): 51–52.

[12] 段训凰, 李道生, 曾祥胜. 基于精准医学与MDT模式在进展期或复发结直肠癌中的临床应用价值[J]. 实用癌症杂志, 2021, 36(5): 844–846.

[13] 秦叔逵, 冯继锋, 缪建华,等. 恶性肿瘤相关治疗临床应用解析[M]. 南京：东南大学出版社.

[14] 李增宁. 恶性肿瘤患者的营养支持治疗[J]. 中华医学信息导报.

2021, 36(9): 5.

［15］唐宏伟. 营养支持治疗胃肠道肿瘤的研究进展[J]. 中国城乡企业卫生. 2021, 36(10): 23-25.

［16］吕鹏, 黄延, 张漫雪. 心理社会因素对肺癌患者预后的影响研究进展[J]. 中国呼吸与危重监护杂志, 2021, 20(4): 294-298.

［17］王乙舒, 陈华英. 医－护－社工一体化模式在肿瘤患者人文关怀中的实践[J]. 护理学杂志, 2017, 32(14): 61-64.

［18］马建辉. 肿瘤患者如何就医? 专家手把手教你如何高效看病[J]. 抗癌之窗, 2018(2): 20-21.

［19］王清馨. 肿瘤患者就医指南[M]. 太原: 山西科学技术出版社, 2006.

［20］刘炬. 肿瘤患者寻医问药指南[M]. 北京: 人民军医出版社, 2009.

［21］Aitken J, Allemani C, Azevedo e Silva G, et al. Global surveillance of trends in cancer survival: analysis of individual records for 37,513,025 patients diagnosed with one of 18 cancers during 2000－2014 from 322 population-based registries in 71 countries (CONCORD-3)[J]. Lancet, 2018, 391(10125): 1023-1075.

［22］Siegel R L, Miller K D, Fuchs H E, et al. Cancer statistics, 2021[J]. CA: a cancer journal for clinicians, 2021, 71(1): 7-33.

［23］Zeng H, Chen W, Zheng R, et al. Changing cancer survival in China during 2003－15: a pooled analysis of 17 population-based cancer registries[J]. The Lancet Global Health, 2018, 6(5): e555-e567.

第五章

如何康复

第一节　为什么要做康复管理

一、什么是肿瘤康复

世界卫生组织对肿瘤康复的定义是：帮助患者最大限度地改善因肿瘤及其治疗所导致的躯体和 / 或心理功能障碍、社会属性受损和职业能力下降等。其目的在于帮助患者达到和维持躯体、心理、社会功能等方面的最佳状态，提高患者重返职业岗位或社会的能力，使患者获得满意的生活质量。

患者除了接受规范的抗肿瘤治疗外，还需要接受躯体功能康复、康复护理、心理社会康复、营养支持、复查监测、长期随访等康复服务，以获得更好的生活质量，降低肿瘤复发风险。因此，临床肿瘤康复治疗需要医疗、护理、物理治疗、运动康复、心理治疗、营养治疗、志愿者、社工、社会工作者等不同专业的人员参与，共同以多学科协作的模式开展肿瘤患者康复管理。

肿瘤康复应从肿瘤诊断开始贯穿抗肿瘤治疗全程，并包括抗肿瘤治疗后的康复期、随访期、复发期和终末期。全程管理、多学科协作理念目前已广泛应用在肿瘤患者的治疗和康复管理中。但在康复治疗和管理的实施过程中，患者及家属的积极参与显得更为重要。比如肢体功能锻炼、呼吸功能训练等，患者除需要接受康复师或康复护士的锻炼指导和监督外，还需在家强化训练。因此，患者和家属需要积极学习康复方法。

二、为什么需要康复管理

肿瘤患病本身及抗肿瘤治疗常常会对患者产生身心、社会功能等方面的影响，从而影响患者的日常生活能力，降低其生活质量。肿瘤疾病发展常常会导致患者出现相应的临床症状，甚至出现器官功能的受损、肢体活动障碍，如食管癌患者可出现吞咽梗阻导致进食困难。此外，手术、化疗、放疗等抗肿瘤治疗在抑制肿瘤的同时，也可能导致患者出现器官和肢体功能损伤，如大部分乳腺癌术后需制动患侧上肢，如果没有及时恰当的功能锻炼，易出现患侧肢体功能障碍。这些损伤还可能导致患者发生或加重心理痛苦，严重者中断治疗，影响抗肿瘤治疗的规范化进程，从而影响患者的生存期。

随着医学的进步，与抗肿瘤治疗相匹配的一系列康复治疗受到重视，我们越来越多地意识到康复治疗在预防和处理肿瘤相关并发症、减轻肿瘤患者不适症状上起到重要的作用，成为提升患者生活质量的重要辅助体系和临床肿瘤学的重要组成部分。患者想要得到良好的治愈，康复管理是必不可少的。

三、肿瘤康复常见方法

（一）运动康复

大量研究数据已充分证明，肿瘤患者适度的运动能提高患者免疫功能，改善癌因性疲乏和不良情绪状态，促进器官功能恢复，从而增强患者康复的信心。

（二）物理康复

物理康复是肿瘤康复中常用的重要方法之一，主要应用力、电、光、声、磁、热等物理手段来辅助治疗肿瘤，改善疼痛、情绪不良等症状。如有冷疗、超声波疗法、电离子渗入疗法、生物反馈疗法等仪器治疗。以及治疗淋巴水肿的徒手淋巴引流等手法。

（三）心理康复

治疗师根据对患者心理状态的评估，使用认知行为治疗法、叙事疗法等心理咨询技术从个体、团体、家庭等不同层面进行心理干预，减轻患者的心理痛苦，改善患者的不良情绪，促进患者创伤后康复。

（四）营养康复

在对患者营养状态、病情、抗肿瘤治疗方案进行全面评估后，根据目标营养值对患者进行饮食指导。必要时为患者选择合适的营养途径，制定营养补充方案，协助和指导患者科学地运用营养补充方法进行营养康复治疗，减少康复治疗的并发症。

（五）作业康复

针对身心存在障碍的患者，采取特定的康复方法对患者日常活动进行评估和治疗。指导患者独立完成日常生活，如穿衣、洗澡、吃饭、家务劳动等，并教会患者或家属操作康复设备，提高或恢复患者日常生活能力，从而提高患者的社会适应能力。

（六）中医康复

利用中医中药学，对患者进行辨证施治，包括采用中药汤剂、中药贴敷、针灸艾灸、穴位注射、五行音乐疗法等。中医中药学对改善患者症状，预防肿瘤复发的积极作用已通过大量的相关数据得到了证实。

（七）随访康复

指对肿瘤患者治疗间歇期、康复期进行随访，了解患者相关情况，评估患者康复水平，监督患者服药依从性及复查的落实，并根据患者出现的问题给予恰当的康复指导，必要时建议患者回医院就诊。

第二节　围手术期患者的自我健康管理

手术是抗肿瘤治疗中最重要的手段，根据手术的目的不同可分为根治性手术和姑息性手术。对于能够彻底切除的肿瘤，常采取根治性手术对肿块和周围组织进行扩大切除，部分早期肿瘤只需采取手术切除肿瘤就可达到肿瘤的根治，如肺原位癌、乳腺原位癌。姑息性手术则是指手术已无法干净彻底地切除整个肿瘤，但肿瘤严重影响着患者的生活质量，采取局部切除的方法可缓解患者的症状。部分失去手术机会的晚期肿瘤患者，也可以先通过化疗等治疗，获得手术机会，再达到肿瘤的根治。

根治性手术往往切除周围组织的范围大，即使是微创手术，手术仍然会对患者造成组织损伤，患者术后可能出现手术相关症状及并发症，肿瘤患者手术康复成为肿瘤手术成功的评价指标之一。为使患者获得更好的手术康复效果，术前预康复理念也被纳入围手术期康复中。围手术期是指从患者决定手术到术后康复的这段时期。围手术期是康复治疗实施的关键时期。围手术期康复涵盖的内容非常广泛，本文列举几项常见康复内容向读者介绍。

一、疼痛

　　疼痛是一种令人不快的主观感受，是肿瘤患者最常见的症状之一，肿瘤疾病对组织的浸润常导致患者出现疼痛，手术对组织造成损伤所导致的疼痛也广泛发生在肿瘤患者术后。术后疼痛比较突出的肿瘤，常在术后早期采取患者自控镇痛术止痛，也就是临床常见的镇痛泵持续给药，但仍有部分患者需要其他方式止痛。当患者出现术后疼痛，需告知医务人员进行评估，排除急腹症等外科急症、术后并发症后采取止痛治疗。

　　患者需要为医务人员提供准确的信息，包括疼痛的部位、性质、程度、疼痛改变的因素等。疼痛的性质一般包括麻刺样痛、烧灼样痛、牵拉样痛、压迫样痛、痉挛样痛、电击样痛等，当然也可能无法分辨疼痛性质。疼痛的程度可通过疼痛评估工具进行评估，使用最为广泛的是数字评分法（NRS）（如图5-1所示），它是由0~10个数字等份标出的线性标尺，从0到10分分值越高疼痛越明显。0分表示无痛；1~3分为轻度疼痛，疼痛不影响睡眠；4~6分为中度疼痛；7~9分为重度疼痛，无法入睡或睡眠中痛醒；10分为剧痛，表示疼痛无法忍受。这是一种由患者自评的疼痛评估方式，准确的自我评估疼痛才能更好地配合医生进行疼痛处理。

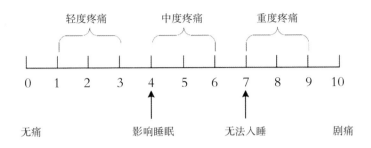

5-1 疼痛数字评分法

只有准确地评估疼痛，才能更好地应对疼痛。需要强调的是肿瘤患者疼痛不需要忍耐，也不用担心止痛药物成瘾。据资料显示，麻醉止痛药物用于缓解癌症疼痛，成瘾率低于 4‰，且术后止痛常常为短暂性使用，成瘾率更低。相反，强忍疼痛会影响患者术后睡眠，增加出血、血栓等术后并发症发生率，并可增加患者的焦虑、恐惧、抑郁情绪，不利于患者术后康复。

除药物止痛外，还可采取转移注意力、冥想、肌肉放松训练、正念训练等方式减轻患者疼痛。对患者来说，听音乐、看电视、读报纸等转移注意力的方式和按摩非手术区域躯体等物理方法可操作性更高。

当然，部分患者除了术后疼痛，还可伴有癌性疼痛。癌性疼痛一般采取药物止痛为主，口服方便经济，是首选止痛药物的给药途径，并遵循三阶梯止痛原则；患者需按时服药，不能因为此时不痛就延迟服药时间，更不可突然停药。吗啡等阿片类止痛药物突然停药会导致患者出现戒断症状，表现为焦虑、易怒、寒战、出汗、流涕、恶心、呕吐、腹痛等不适。服用阿片类止痛药物可出现便秘、恶心呕吐、镇静等不良反应，应注意在服药的同时服用缓泻剂预防便秘，当出现恶心、呕吐等胃肠道不适症状时及时告知医生给予止吐药物对症处理，通常 4~7 天可自行缓解。阿片类止痛药物的镇静作用可导致患者出现嗜睡、昏睡等情况，严重者可导致患者呼吸抑制，大大增加死亡风险。因此，一旦出现上述情况应及时告知医生处理。

【案例 1】

某肝癌患者，男，57 岁，接受肝癌根治术，术后下午 4 点半回病房，采取自控镇痛泵（自控镇痛泵是一种将镇痛药物从静脉持续而缓慢地注入患者体内，完成镇痛治疗的镇痛装置，患者可自行按下自控按钮，追加镇痛剂量，以达到更佳的镇痛效果。）止痛。患者晚 8 点感觉伤口疼痛难忍，疼痛评分 7 分，家属控制镇痛泵按钮，追加剂量一次后疼痛缓解至 4 分；晚 9 点在患者要求下，家属再次控制镇痛泵按钮，追加剂量两次后疼痛缓解至 2 分，患者入睡。凌晨 3 点，护士巡视病房发现患者呼吸动度差，血氧饱和度下降至 90%，立即夹闭镇痛泵后患者呼吸动度恢复，血氧饱和度上升至 98%；早上 8 点半，护士再次打开镇痛泵。可见，镇痛泵在夜间使用尤其需注意其可能造成的不良反应。

二、伤口及管道护理

肿瘤患者术后引流管的护理质量直接影响着术后康复。对患者来说，引流管的自我护理最重要的是固定妥当和引流通畅。应根据引流方式的不同，按照规范的要求进行固定。避免引流管扭曲打折，下床活动时可固定在衣物上，在穿脱衣物时需注意保护好引流管，避免引流管脱落而影响患者的切口恢复。

通常术后患者需补液治疗，根据治疗方式和时间的不同选择恰当的静脉输液通路，如留置针、中心静脉导管或输液港（输液港是一种完全植入人体体内的闭合输液装置，如图5-2所示）。不管选择哪种输液通路，均需保持液体输注的顺畅，输液管道应避免拉扯、打折，穿刺局部保持敷料干燥，无松脱。如厕时应保持液体输注通畅，避免血液回流进输液通路，不推荐关闭调速器如厕。如果不小心出现输液通路回血，应及时告知护士处理。

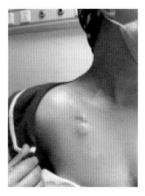

5-2 输液港图

伤口的恢复对于手术患者来说非常重要，按要求进行伤口换药是预防伤口感染的关键措施，保持伤口辅料的清洁干燥是患者需注意的事项。此外，患者的自我卫生、床被褥的整洁、术后科学地补充营养、术后谢绝过多亲友探视也是预防伤口感染的关键点。早期发现伤口感染也至关重要，伤口感染常发生于术后 3～5 日，患者自觉切口疼痛加重或减轻后又加重，局部出现红、肿、压痛或有波动感，还可伴随寒战、发热等全身表现。出现术后伤口感染可能会增加术后其他并发症的发生率，因此伤口感染的预防非常重要。

肿瘤患者术后伤口因手术方式的不同而大小部位各异，因此拆线时间也存在差异，一般来说头、面及颈部切口在术后 4~5 日拆线；下腹部和会阴部切口为 6~7 日；胸部、上腹部、背部和臀部为术后 7~9 日；四肢为术后 10~12 日；减张缝线于术后 14 日拆除。年老体弱、营养不良或糖尿病病人可适当延迟拆线时间。患者需在术后伤口完全愈合后方可沐浴，肢体部位的伤口可在基本愈合后采取"三明治"的方式沐浴，即先用保鲜膜包裹伤口区域的肢体，再用毛巾包裹，最后再次用保鲜膜包裹伤口区域的肢体。

【案例 2】

某乳腺癌患者，女，61 岁，乳腺癌改良根治术后 1 月半，胸壁切口恢复正常，在术后 1 月拆线，愈合良好，患者感腋下异物感。查体发现腋下皮肤隆起、波动感明显，胸壁切口周围皮肤清洁度差，皮肤毛孔增大，皮肤紧贴胸壁，柔软度差。此现象属腋下皮瓣淋巴积液、胸壁切口周围皮瓣康复不佳。患者自诉不敢触碰手术侧胸壁，术后从未认真清洁胸壁皮肤。伤口专科护士要求患者淋浴，清洗干净胸壁及腋下皮肤，在胸壁皮肤上涂抹润肤露保湿，指导患者轻柔地按摩切口周围皮肤改善胸壁皮肤状态；采用无菌操作技术抽吸腋下皮瓣淋巴积液后，在腋下进行加压包扎，并在2周内反复多次进行抽积液处理。3周后，患者腋下皮瓣贴合良好，无积液；胸壁皮肤清洁，增大的毛孔恢复正常，皮肤弹性较前明显改善。患者随后被推荐到淋巴水肿康复室接受淋巴水肿预防治疗。

三、呼吸功能训练

全身麻醉是肿瘤患者手术的重要麻醉方式，但对患者肺功能存在潜在影响。肺功能状态是肿瘤患者接受全身麻醉手术的前提，医生在术前会对患者进行肺功能评估。患者在术后也需要进行肺功能的训练，以减少术后肺部感染的发生风险。肺癌术后患者存在不同程度的胸闷气紧、呼吸困难及活动后咳嗽等症状，患者术后疼痛也常进一步影响呼吸功能。所以，术后合理体位、呼吸功能训练及有效咳嗽咳痰是肺功能康复的重要手段。

（一）术后合理体位

患者术后麻醉未醒时取平卧位，头偏向一侧，以免导致吸入性肺炎；麻醉清醒后可采用半坐位（床头抬高 30°～45°）。肺段或楔形切除术者，尽量选择健侧卧位，以促进患侧肺组织扩张。一侧肺叶切除者，如呼吸功能尚可，可取平卧位或健侧卧位。全肺切除术者，应避免过度侧卧，可采取 1/4 侧卧位，以避免纵隔移位和压迫健侧肺组织导致呼吸功能衰竭。

（二）腹式呼吸训练

患者坐位（如图 5-3 所示）或平卧位，全身肌肉放松，用鼻缓慢深吸气到最大限度后屏气 2~10 秒，然后缓慢呼气；吸气时腹部隆起，呼气时腹部回缩，患者可将手放于腹部感受腹部的膨隆；吸气与呼气的时间比为 1:2 最佳，每天早晚各 1 次，每次 10~20 次。强化训练的患者可在腹部放 500 克沙袋练习。

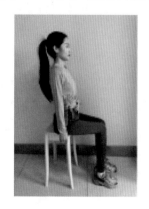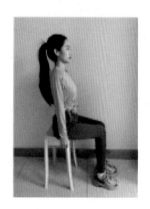

图5-3　腹式呼吸图

（三）缩唇呼气法

患者坐位或平卧位，全身肌肉放松，用鼻吸气，缩唇呼气，呼气时嘴唇类似吹口哨的形状（如图5-4所示），使气体通过狭窄的口唇缓慢呼出，缩唇程度以不费力为宜；一般吸气2秒，练习呼气时间逐渐从4秒延长到10秒以上，每天早晚各1次，每次10~20次呼吸练习。以上两种呼吸训练方法连续训练6个月为1个疗程。

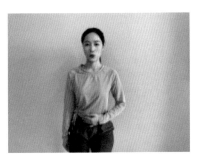

图5-4 缩唇呼吸图

（四）吹气球锻炼

患者坐位，深吸气后用力将气球吹大，每天3~4次，每次1~15分钟。

（五）有效咳嗽咳痰

患者坐位或身体前倾，双手置于腹部，在呼气时做3次哈气以感觉腹肌的收缩，练习发"K"的声音以感觉声带绷紧、声门关闭及腹肌收缩。做深而放松的吸气，接着用腹部发力做急剧的双重咳嗽，即连续两次快而深的咳嗽，可以用手在腹部适当加压，增加咳嗽的力度。

（六）运动耐量锻炼

对于术前或肿瘤康复期的患者还可适当进行有氧运动锻炼以训练心肺功能，如快走、爬山、游泳、跑步、核心肌力训练等。

【案例3】

某乳腺癌患者，女，42岁，接受乳腺癌改良根治术。患者术前肺功能正常，术后胸部加压包扎48小时后松解。患者术后感切口处血浆引流管刺痛不适，疼痛评分3分；患者活动小心翼翼，护士协助患者术后1日下床活动；没有护士协助时患者不愿下床，喜平卧位休息。术后3天夜间，患者感胸痛不适，胸部X线片检查发现患者左胸胸膜炎改变，立即给予抗生素输注，指导患者进行氧气雾化吸入、呼吸训练及有效咳嗽咳痰，2天后患者疼痛缓解，10天后复查胸片胸膜炎痊愈。

四、静脉血栓预防

静脉血栓是指身体血管内的血液发生凝固或血液中某些有形成分凝集形成固体质块。血流缓慢、静脉壁损伤、高凝状态是血栓发生的三大因素。恶性肿瘤导致患者身体内处于血液高凝状态，而手术制动导致的血流缓慢又大大增加了肿瘤患者发生血栓的概率。

术后血栓常发生在下肢静脉，占静脉血栓的90%。患者如果发生深静脉血栓，一旦栓子脱落可导致肺、脑栓塞等致命性后果，因此术后血栓重在预防。首先在术前需积极治疗可能引发血栓的疾病，如高血压、高血脂、高血糖、肺心病及感染等。在病情许可的情况下多喝水，降低血液黏稠度。《中国加速康复外科临床实践指南（2021）》提出：术后患者早期下床能促进患者术后康复，有效降低术后血栓发生率。患者卧床期间，在病情许可的情况下应多做双下肢防血栓操，具体方法如下。

（一）踝泵运动

1.屈伸运动

如图5-5所示，患者平卧，下肢伸展，大腿放松，缓慢勾脚尖，尽力使脚尖靠近躯干，可保持10秒；然后脚尖下压绷直，保持10秒为一组动作。

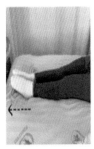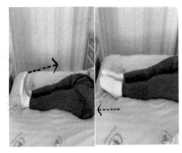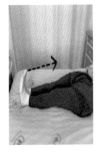

图5-5　屈伸运动

2.环绕运动

如图 5-6 所示，以踝关节为中心，脚趾做 360 度环绕，动作尽力保持最大幅度。

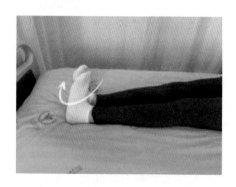

图5-6　环绕运动

（二）足跟滑动

如图 5-7 所示，足后跟紧贴床面，自行将一侧腿弯曲，同时足跟向近心端滑动，再放平，双下肢交替进行。

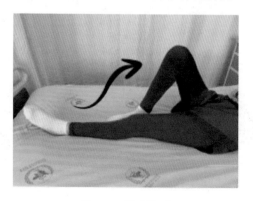

图5-7　足跟滑动

（三）直腿抬高

如图 5-8 所示，腰部紧贴床面，健侧下肢自然平放，患肢用力勾脚尖，把大腿绷紧，在呼气时缓慢匀速抬起患肢 15 厘米左右，在最高点保持 30 秒，在吸气时缓慢匀速落下患肢，如此反复进行。

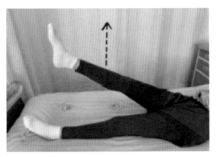

图5-8　直腿抬高

（四）抬臀练习

如图 5-9 所示，双腿弯曲，双脚自然分开踩在床面上，双侧手肘和双脚脚后跟支撑，使臀部离开床面。

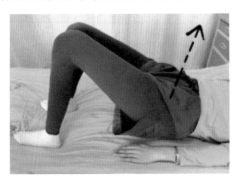

图5-9　抬臀练习

假如患者不幸发生血栓，早期识别能极大地减少伤害事件的发生。血栓的典型临床表现为发生血栓的肢体疼痛、肿胀，严重者出现患肢局部皮肤温度降低等血液循环障碍的表现。一旦出现此类症状应及时告知医务人员，血管超声检查能明确诊断血栓的发生。血栓发生时往往采取药物抗凝、溶栓等方式处理，深静脉血栓治疗早期需绝对卧床，患肢抬高制动。下肢深静脉血栓后期，可在医生的指导下，在穿弹力袜的前提下下床活动。

【案例4】

某膀胱癌患者，男，66岁，膀胱癌电切术后，患者食欲不佳，饮水量平均每日1 000毫升，尿液每日2 200~2 500毫升。术后4日感右侧小腿疼痛，轻度肿胀，压痛明显。行B超检查发现小腿深静脉血栓，立即给予低分子肝素钠5 000单位皮下注射；患者卧床休息，患肢抬高制动，禁止按摩、热敷；疼痛局部给予硫酸镁湿热敷。2天后，患者疼痛缓解，继续卧床休息；4天后，B超显示血栓已经机化，在穿弹力袜的前提下下床活动，继续给予低分子肝素钠5 000单位皮下注射抗凝治疗。

五、患肢功能锻炼

肿瘤手术在切除组织的同时对肢体功能产生损伤，如果术后没有规范的康复训练，常导致肢体功能障碍，如乳腺癌术后患肢功能障碍、骨软组织肿瘤术后患肢功能障碍等。患者需根据肿瘤病种的不同手术方式采取相应、适当的患肢功能锻炼，以最大程度恢复患肢功能，预防术后患肢功能相关并发症，提高患者术后日常生活能力和生活质量。

患肢功能训练的目标包含 3 个维度：关节活动度和肌力尽可能恢复正常；患肢主观感受良好；无感觉减退或疼痛、麻木等异常症状。如病情许可，患者应尽早开始功能锻炼，锻炼应从简到繁，由轻到重，循序渐进，长期坚持，不可操之过急，以患肢不感明显劳累为宜。特殊的肢体功能锻炼应在专业人员的指导下进行。锻炼应充分注意安全，避免受伤或跌倒。

乳腺癌术后患肢功能锻炼方法为：术后 1~2 日以腕关节屈伸、旋转训练为主；术后 3~4 日以肘关节屈伸为主；术后 5~6 日肩关节内收、外展不超过 15 度；术后 7~10 日逐渐抬高患肢肘部；术后 10~14 日进行爬墙等肩关节上举训练及肘关节外旋训练；出院后指导进行肩关节外展、后伸、环转训练；从术后引流管拔除开始即可逐渐进行有氧康复操锻炼，康复操通常包括腕、肘、肩关节的活动度锻炼，以及颈、腰部的锻炼。

插入引流管拔除前的锻炼如图 5-10 所示：

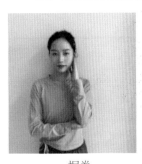
握拳

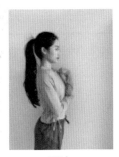
屈肘

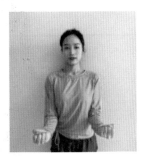
摸同侧耳朵

图5-10　锻炼示意图（一）

插入引流管拔除后的锻炼如图 5-11 所示：

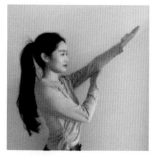
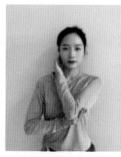
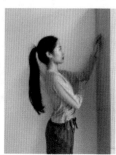

抬肘　　　　　　　摸对侧耳朵　　　　　　手指爬墙

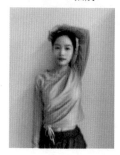
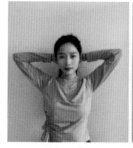

越过头顶摸对侧耳朵　　　　　　　抱头运动

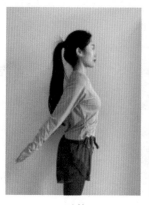
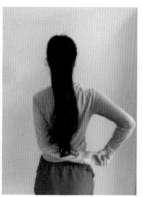

后伸　　　　　　　　　后背手拉伸

图5-11 锻炼示意图（二）

【案例5】

　　某乳腺癌患者，女，41岁，乳腺癌改良根治术后2月，已完成8个周期化疗，准备居家康复等待放疗。患者自感患肢功能锻炼效果理想，出院前康复护士对患者进行患肢功能康复评估，发现患肢肩关节屈曲度良好，但内收和外展时患肢出现明显疼痛，康复护士指导患者对患肢进行内收、外展的练习，并借助健侧肢体或墙角的辅助去做肩关节内收锻炼和外展拉伸。10天后患者复诊，肩关节内收、外展活动度良好，肩关节活动度康复理想，继续坚持患肢功能锻炼。

　　骨肉瘤患者术后的功能锻炼方法：上肢截肢后1～2天可离床活动，做广播操；下肢截肢后2～3天可练习床上坐起，术后2周内在床上进行残肢关节的主、被动活动和肌肉的抗阻运动，2周后可不负重扶拐下床活动，让患者练习站立平衡、屈膝平衡及扶椅进行单足跳，指导患者使用拐杖或其他助行器具，并强化行走技巧。术后2～3个月，残肢水肿消退后，就可以穿戴假肢；现代假肢技术要求早期佩戴临时性义肢，利于肢体功能康复。

六、淋巴水肿

　　淋巴水肿指因淋巴系统结构或功能异常所导致的淋巴液回

流受阻，组织液聚集在肢体导致肢体肿胀。肿瘤患者因淋巴系统浸润转移、淋巴系统受压、淋巴结清扫术、区域淋巴结放疗等因素导致肢体肿胀，表现为肿瘤相关淋巴水肿。淋巴水肿常发生在乳腺及妇科恶性肿瘤术后，此外，头颈部肿瘤、黑色素瘤、泌尿生殖系统肿瘤患者均可发生。

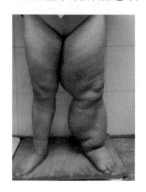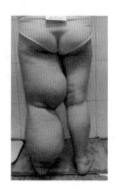

图5-12　淋巴水肿

　　存在淋巴水肿风险的患者术后需注意保护患肢不受伤害，不在患肢抽血、测血压、输液、注射，穿宽松衣物，不在患肢佩戴表、手链等首饰，避免使用尖锐物品，修剪指甲、修剪园艺时佩戴手套避免皮肤损伤。如果意外发生患肢受伤，应抬高制动患肢，并对伤口进行消毒。高于41摄氏度的温度会加速淋巴液渗出，增加淋巴水肿风险，故洗手或洗澡的水温不可过高，避免蒸桑拿、泡温泉，患肢避免热敷。夏季在空调房内注意患肢保暖，患肢还应做好防晒。患肢应避免不恰当的活动，避免反复做推、举、抓等动作，患肢负重一般小于5千克。患肢应避免过度运动，避免患肢劳累。患肢锻炼可有效预防淋巴水肿，但应在康复师或康复护士的指导或监管下进行锻炼，如进行散步、骑自行车、游泳等有氧运动或抗阻运动。锻炼中一旦发生患肢疲乏或明显的疼痛应立即休息，抬高患肢。

皮肤保护不管是对淋巴水肿的预防还是治疗都非常有必要。患肢皮肤应保持清洁，采用中性香皂清洗患肢，避免使用肥皂等碱性洗剂。避免化学试剂伤害患肢皮肤，使用洗涤剂时尽量佩戴手套。皮肤干燥时可涂抹润肤露，避免选择油性重或加有香精的润肤露。皮肤出现发红、肿、痛、热（局部皮温增高）为皮肤感染表现，应立即就诊。

淋巴水肿在早期通常表现为休息后水肿消退，活动后加重。患者不可因为水肿时常消退而延迟就诊，错过最佳治疗机会。测量肢体周径是评估淋巴水肿的常见方式，但当两侧肢体周径差异达 2 厘米时，患者的淋巴水肿往往已经不是早期。因此，患肢需知晓淋巴水肿的早期症状，以便早期发现并提早干预。淋巴水肿的早期症状包括：患肢出现沉重感、患肢皮肤紧束感、患肢关节活动困难、皮肤增厚或出现湿疹及瘙痒。

淋巴水肿治疗包括手术治疗和保守治疗，95% 的淋巴水肿患者接受保守治疗，淋巴水肿发生严重并发症的患者推荐手术治疗。淋巴水肿综合消肿治疗是淋巴水肿治疗的国际金标准，治疗包含皮肤护理、徒手淋巴引流、多层低弹绷带包扎、功能锻炼 4 个部分，治疗效果较为肯定。弹力袖套或弹力袜通常在治疗后患者居家康复期使用，以维持治疗效果。患者应在淋巴水肿治疗师的指导下维持治疗 3~5 年，定期随访，评估患肢康复状态。

水肿患者手臂上缠绕绷带的实景如图 5-13 所示：

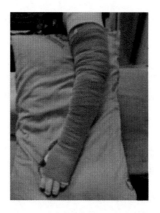

图5-13 水肿患者手臂上的绷带

【案例6】

　　某乳腺癌患者，女性，46岁，乳腺癌改良根治术后1年。患者在夏天穿着短袖衬衣到商场走动2小时，患者出商场正遇34摄氏度高温，烈日照射未进行防晒的患肢，半小时后患肢肿胀。回家后患者对患肢进行热敷，希望热敷能够促进血液循环，减轻水肿。同时热敷也使患肢感到舒适。但患肢水肿并未消退，家人每天为患者按摩患肢，患者追求按摩的舒适，不断让家人增加按摩力度，如此持续近3个月。患肢水肿并未改善且不断加重，最终患者决定到医院就诊。查体两侧上肢周径差异不大，最大差异仅3厘米，但患肢明显淤红，皮肤毛孔增大，手臂皮肤大面积严重硬化，表现为纤维板，手指变形，活动功能障碍。在排除禁忌证后为患者实施淋巴水肿综合消肿治疗，患者每天坚持完成患肢功能锻炼，及时向淋巴水肿治疗师反馈治疗情况。15 天后，患肢纤维硬化明显软化，手指形态趋于正常，能自行扣文胸扣；3 个月后，患肢恢复正常状态，两侧周径最大差异缩小到 1 厘米，将多层低弹绷带更换为低弹袖套，进入康复管理期。

七、营养支持

恶性肿瘤患者是营养不良的高风险人群，肿瘤会导致患者体内碳水化合物、蛋白质及脂肪三大营养物质代谢异常。外科手术患者营养不良发生率为 20%~80%，进食不足、手术创伤应激、胃肠功能不全等因素均可引起机体代谢增加，导致营养不良，进而造成患者体重减轻、术后并发症发生率升高、器官功能降低、病死率增加。

为减少营养不良对术后康复的影响，医院会对入院患者进行营养风险筛查，了解患者接受手术是否存在营养不良风险，对存在营养不良风险的患者进一步做营养不良评估，评估患者营养不良状态，并结合人体成分分析仪、握力器等检测设备综合测定患者的营养不良情况。根据测定的结果、结合患者的治疗方案为患者制定个体化营养补充方案。肠道功能正常的患者可通过调整饮食结构来补充营养；肠道功能不足的患者首选肠内营养补充剂，如蛋白粉，必要时进行肠外营养补充，也就是静脉输注营养液；无法进食的患者通常采取肠外营养方式纠正营养不良。营养补充剂的选择建议在营养康复师的指导下合理选择，进行规范补充，以减少营养补充的不良反应。

　　肠道功能正常的患者可根据中国营养学会推出的膳食宝塔来均衡地摄入营养。

　　每天摄入谷薯类食物 250 ～ 400 克，其中全谷物和杂豆类 50 ～ 150 克，薯类 50 ～ 100 克。每天摄入蔬菜 300 ～ 500 克，水果 200 ～ 350 克。每天摄入畜禽肉、水产品各 40 ～ 75 克，蛋 40 ～ 50 克；合计总量 120 ～ 200 克。奶及奶制品 300 克，大豆及坚果类 25 ～ 35 克。成人每天摄入食盐不超过 6 克，油 25 ～ 30 克。成年人每天饮水 1 500 ～ 1 700 毫升。

　　肿瘤患者建议提高蛋白质摄入量，尤其是提高优质蛋白质摄入比例。蛋白质供给量建议 1~1.5 克 /（千克·天），严重消耗者 1.5~2.0 克 /（千克·天）。鸡蛋、牛奶、鱼肉、虾肉、鸡肉、鸭肉、瘦牛肉、瘦羊肉、瘦猪肉、大豆被中国营养学会全民营养周专家组评为优质蛋白质十佳饮食。

　　鸡蛋中的营养丰富，营养价值很高，蛋白质含量在 13% 左右，建议每日吃 1~2 个鸡蛋。

　　牛奶水分含量高，蛋白质含量只有 3%。推荐每人每天摄入 300 克牛奶或相当于 300 克牛奶的奶制品。乳糖不耐受的患者，即喝牛奶易腹泻的患者可以尝试用酸奶代替牛奶，也可由少到多摄入舒化奶脱敏。

　　鱼肉质软嫩，较畜、禽肉更易消化。推荐患者每日水产品摄入量为 40 ～ 75 克。虾营养价值很高，富含蛋白质，维生素 A，维生素 B_1、维生素 B_2 和烟酸，以及钙、磷、铁等成分，蛋白质含量为 16% ～ 23%，脂肪含量较低且多为不饱和脂肪酸；虾中还含有丰富的镁，镁对心脏活动具有重要的调节作用，建议适当摄入。

鸡肉含多种利于人体消化的氨基酸，脂肪含量低，还含有较多不饱和脂肪酸，尤其是油酸和亚油酸，同时富含铜、铁、锌等矿物质，以及 B 族维生素、脂溶性维生素，也是肿瘤患者的不错选择。鸭肉富含 B 族维生素和维生素 E，钾含量也高，100 克可食部分有近 300 毫克的钾，可适量摄入。

牛肉的脂肪含量比猪肉、羊肉低，在 10% 左右。牛肉中富含矿物质（钾、锌、镁、铁等）和 B 族维生素，包括烟酸、维生素 B_1 和核黄素。羊肉的赖氨酸、精氨酸、组氨酸和苏氨酸的含量比其他肉类高，且羊肉中的矿物质含量丰富，其中铜、铁、锌、钙、磷的含量高于许多其他的肉类。

瘦猪肉的必需氨基酸组成与人体需要接近。猪肉中含有丰富的磷、钾、铁、镁等元素，还含有微量的水溶性维生素。建议每天摄入畜禽肉类总共 40 ~ 75 克。

大豆包括黄豆、黑豆和青豆。大豆含有丰富的优质蛋白质、不饱和脂肪酸、钙、钾和维生素 E 等，是与谷类蛋白质互补的天然理想食品。

患者不应听信非专业人员的建议，如民间传言，过分控制饮食种类。术后饮食的制作也应注意色、香、味，以促进患者食欲。可提供小份量食物，充分利用患者具有食欲的时间段。调整食物的烹饪方式和食物的质地、口感等，增加食物的多样性。必要时应用促进食欲和帮助消化的药物，如甲地孕酮片、多潘立酮片、多酶片、胃酶合剂等。督促患者适当增加活动量，根据具体情况进行适当的运动。

【案例7】

患者女性，年龄50岁，身高156厘米，体重50千克，宫颈癌根治术后2天，患者能正常进食，食欲可。根据肿瘤患者膳食指南：能量每天摄入25~30千卡／千克（1千卡≈4.18千焦），蛋白质每天摄入1.2~2.0克／千克，该患者的目标营养为：能量1 250~1 500千卡、蛋白质60~100克。建议三餐饮食搭配如表5-1所示：

表5-1　三餐饮食搭配表（一）

时　间	食物内容
早餐	米线100克、小菜50克、鸡蛋1个、纯牛奶250毫升
上午加餐	苹果100克（0.5~1个）
午餐	米饭100克、肉100克、菜150克、汤100克
下午加餐	橘子100克（0.5~1个）
晚餐	米饭50~100克、肉50~100克、菜100~150克、汤100克
晚上加餐	纯牛奶250毫升
总能量：1 200~1 500千卡；蛋白质：60~70克	

【案例8】

患者男性，年龄65岁，身高169厘米，体重50千克，肺癌术后5天，患者食欲差。根据肿瘤患者膳食指南：能量每天摄入25~30千卡／千克，蛋白质每天摄入1.2~2.0克

/千克，该患者的目标营养为：能量 1 250~1 500 千卡、蛋白质 60~100 克。建议三餐饮食搭配如表 5-2 所示：

表5-2　三餐饮食搭配表（二）

时　间	食物内容
早餐	豆花＋粥或蛋花＋粥
上午加餐	全营养素（200 千卡）
午餐	浓鸡汤煮薄面片
下午加餐	全营养素（200 千卡）
晚餐	碎肉末粥
晚上加餐	纯牛奶 1 盒或全营养素（200 千卡）
总能量：1 200~1 500 千卡；蛋白质：60~70 克。	

八、心理康复

恶性肿瘤给患者带来的不仅仅是躯体上的影响，还会引发一系列精神心理问题，影响患者的家庭社会功能。肿瘤患者因年龄、文化背景、心理特征的不同可表现出不同的心理特点，通常来讲，肿瘤患者可能发生一系列心理变化，分别为否认期、愤怒期、磋商期、抑郁期、接受期。肿瘤患者常见的心理问题包括疾病侵袭感、病耻感、焦虑和抑郁、对复发的恐惧等。因此，肿瘤患者的心理健康需求很大，患者不仅需要来自医疗护理，或者心理专业医务人员的心理支持，还需得到家庭成员的支持和关怀。

（一）给肿瘤患者家属的建议

家属是患者重要的支持系统，也易受肿瘤疾病的影响；家属需要参与到患者的治疗中，帮助患者调整不良情绪，提高患者康复的信心。

1.积极沟通

家属应与患者讨论疾病情况，一味隐瞒患者患肿瘤的事实通常会加重患者内心的焦虑和恐惧；对疾病状态的避而不谈会增加患者的孤独感，不利于患者的心理康复。

2.整合资源

通过语言和肢体语言方式安抚患者情绪，了解患者对疾病治疗、治疗费用、家庭照顾等方面的担忧；与患者一起梳理家庭和社会的资源，咨询已购买的保险报销政策，共同解决患者治疗和家庭生活中的实际困难。

3.信息支持

通过咨询主管医生和护士，查阅线上文献或疾病治疗及康复指南，主动帮助患者了解疾病、治疗、预后等相关知识，减少患者对疾病发展和预后未知的恐惧。

4.鼓励表扬

鼓励患者积极配合抗肿瘤治疗，鼓励患者积极面对治疗相关的不良反应；遵医嘱落实不良反应的预防措施，积极告知医务人员处理不适症状；注意及时恰当地表扬患者积极配合治疗的行为。

5.同伴教育

主动参与医院组织的抗癌经验交流，必要时向医院申请加入相关的志愿者团队来为患者做心理疏导。

（二）给肿瘤患者的建议

对于患者来说，患病是不幸的，但生命是宝贵的，不能轻言放弃。以下是给肿瘤患者的一些建议。

1.倾诉

向您信任的家人或朋友倾诉您的痛苦和困扰，倾诉也是一种疗愈；也可以尝试着写患病日记，记录自己的治疗过程或治疗期间的生活。

2.把握病情

向主管医生了解自己的病情，说服自己对治疗充满希望；可以给自己许一个承诺，比如如果积极面对疾病、顺利完成治疗的某个阶段就奖励自己。

3.自我调整

去寻找适合自己的方法，让自己去关注当下、活在当下。通常可以用一些正念训练的方法，或转移注意力的方法去实现；这个时候兴趣爱好就能派上用场，比如练字、看书、做手工或看一场喜欢的电影，等等。

4. 积极参与活动

积极参与医院或康复机构组织的活动，与其他肿瘤患者交流，学习和借鉴病友们应对疾病的好方法。

5. 心理问题的自我识别

可采用心理痛苦温度计评估量表来识别自己的心理困扰，这与疼痛数字评分量表类似，通过由 0~10 个数字等分标出的线性标尺来评价自己的心理困扰程度，分值越高表示心理困扰越明显。0 分表示没有心理困扰；10 分为无法忍受的心理痛苦；当达到 4 分时您就需要到心理门诊就诊，寻求心理工作者的专业帮助。

【案例 8】

某肺癌患者，女，32 岁，肺癌术后 3 周期化疗后病情不断恶化，医生告知患者母亲治疗效果差，预后不佳。患者母亲情绪激动，坚持要求积极治疗，并要求尝试最新治疗方式。患者则表现消极，沉默少语，不配合治疗，母女时常因治疗而发生争执。护士对患者进行心理困扰评分 6 分，请心理治疗师介入干预。心理治疗师了解到患者知晓自己的病情不乐观，因此不愿意把最后的时间浪费在治疗上，希望治疗以姑息治疗为主，也就是对症处理，减轻不适症状为主。患者想要把握最后的时间做自己想做的事情。但因为母亲对病情的保密，对治疗的积极态度让母女无法沟通。于是心理治疗师请来母亲一起访谈，让患者和母亲各自表达自己的想法，引导母女说出自己的顾虑，让这对母女理解对方的出发点其实都在为对方考虑，从而不再争吵，并开始理解对方。经过2次的访谈，母女对治疗的安排和生活的打算达成共识，患者情绪状态得到改善，积极面对每一天。

第三节　化疗期间患者的自我健康管理

化疗特指通过化学药物杀灭肿瘤细胞，以控制和治疗肿瘤的全身转移。但化疗药物对正常组织的损伤会导致患者出现恶心呕吐、脱发、疲乏等不良反应，影响患者的生活质量，甚至部分患者对化疗的不良反应产生恐惧心理。但化疗的不良反应因人而异，存在较大的个体差异性，表现也不尽相同。不论是医务人员还是患者都应重视化疗不良反应的预防和处理。

一、静脉通路管理

通常医生会根据患者癌种和疾病情况的不同选择恰当的化疗方案，静脉滴注是化疗最常见的给药途径。由于化疗药物刺激或渗出，会引起局部组织的毒性反应，患者可出现疼痛、肿胀、水泡等局部反应，严重者导致功能障碍。为减少药物外渗导致的组织损伤，越来越多的患者选择中心静脉通路输注化疗药物。中心静脉通路装置根据不同置入途径分为颈内静脉或股静脉置管、腋静脉置管、锁骨下静脉置管、经外周植入中心静脉置管（PICC）、输液港。中心静脉置管带管期间需注意并发症的预防，其常见并发症包括堵管、血栓性静脉炎、脱管、导管相关性血流感染等，患者在带管期间需做好自我护理。

颈内静脉或股静脉置管、腋静脉置管、锁骨下静脉置管每周常规行导管维护2次，经外周植入中心静脉置管（PICC）每周常规行导管维护1~2次，输液港至少每4周维护1次，无损伤针每7天应更换1次。

保持穿刺点局部敷料清洁干燥、敷料无松脱。如果穿刺点出现渗血、渗液，或敷贴松脱应及时告知护士处理，以免造成感染或脱管。穿脱衣服时注意防止导管脱出。患者在输注化疗药物时需避免频繁下床或改变体位，避免输液管道的拉扯或打折，化疗药物输注过程中感任何不适应及时告知医务人员处理。穿刺点有出血、疼痛、红肿、发痒等，输液港港体部位皮肤出现红肿热痛或港体外露等均属于异常情况，应尽快就诊处理。患者日常生活不受影响，可以进行洗碗、煮饭、扫地等一般性的家务劳动。

经外周植入中心静脉置管（PICC）患者手臂可自由活动，如弯曲、伸展，但应避免过度用力，提重物应小于3千克，置管手臂不可拄拐杖或过度曲肘，衣服袖口不宜过紧。带管手臂不能用于测量血压及静脉穿刺，非耐高压导管禁止用于高压注射给药,如 CT 检查时推注造影剂。

经外周植入中心静脉导管可以进行沐浴,沐浴时采取他人辅助或使用防水袖套等方式避免穿刺部位浸湿,保持穿刺局部的清洁干燥。置管 2 天后,置管侧手臂使用握力器或徒手做握拳松拳运动,力量用到最大握力的 80% 左右;一次练习握 10 秒,松 10 秒,连续 25 次,每天 3 次练习。

每天适当下床活动,保证足量的水分摄入。

【案例 1】

某乳腺癌患者,女,35 岁,浸润性乳腺癌,计划化疗 8 周期,患者非常爱美,是一名年轻的职业女性。在静脉通路选择时患者表示不愿在身体上留下瘢痕,也不愿将管道留在体表,特别是颈部、手臂等衣物难以遮挡的地方;而且患者有游泳锻炼的习惯,希望置管不会影响她的锻炼。护士给她推荐了胸壁输液港,胸壁输液港是置入在皮下的中心静脉管道,其港体浅埋在胸壁的皮下,通过连接无损伤针进行液体输注,治疗完毕后无损伤拔除,导管留在体内,不影响活动和体育锻炼。胸壁切口由可吸收线进行内缝合,伤口只有一条非常隐匿的线。输液港使用也非常方便,不用每周到医院进行导管维护,且感染风险低,非常适合她。患者在比较各类中心静脉置管后欣然同意输液港置入。

二、脱发

脱发是化疗最常见的症状之一，严重者眉毛和睫毛完全脱落。脱发是化疗药物损伤毛囊造成的，常发生在用药后1~2周，2个月内最明显。多柔比星、博来霉素、环磷酰胺、紫杉醇、甲氨蝶呤等药物更易导致脱发。在化疗前半小时至化疗后半小时使用冰帽减少头皮血液循环可有效缓解脱发率；虽然部分患者使用冰帽保护头皮后仍会出现严重脱发，但冰帽对头皮毛囊起到了保护作用，有利于化疗后头发的再生。患者可选择假发、帽子来改善脱发后导致的形象紊乱，在脱发前选购假发，并根据个人喜好修剪造型能更好地维持原有形象。脱发后患者也需保护好头皮，避免使用有刺激性的洗发水清洗头皮，头皮应注意防晒。头皮干燥时应涂抹润肤露滋润头皮皮肤。化疗药物也可导致头皮出现皮肤反应，如出现皮疹、瘙痒、疼痛等症状，应告知医生积极处理。虽不提倡患者在治疗期间化妆，但鼓励患者在化疗期间管理自己的形象、衣着整洁也可让患者增强康复的信心。

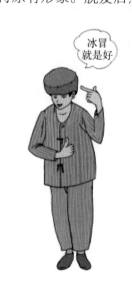

冰帽
就是好

【案例2】

　　某乳腺癌患者，女性，42岁，计划行多西他赛＋环磷酰胺6周期化疗，患者在化疗后20天左右开始明显掉发，在个案护士的指导下到假发实体店购买假发，导购根据患者原有的发型和气质推荐了一款与其原发型类似的长发仿真假发，仿真度高，发型师根据她的气质对假发进行修剪造型后帮助患者剃头，以避免头发大量掉落增加感染概率，剃头时头发留半毫米左右长度，避免紧贴头皮剃头损伤毛囊。假发店还赠送了患者一顶棉质帽子，让患者在家时佩戴，避免长时间佩戴假发出现头皮皮肤问题。虽然患者在剃头时伤心哭泣，但再次入院时患者佩戴上假发，精神面貌很好，不像患者，更像陪护，其他患者纷纷围着她请教经验。

三、骨髓抑制

　　骨髓抑制是化疗最常见的不良反应，不同的化疗药物骨髓抑制的程度、出现及持续的时间、骨髓功能恢复的时间均不同。通常来讲化疗后白细胞减少最低值通常在用药后7~14天出现，3周左右恢复。当白细胞减少到小于1.0×10^9/升，特别是粒细胞小于0.5×10^9/升且持续5天以上时，患者发生感染的机会增加，且难以控制；当血小板小于20×10^9/升时则出血率大大增加，患者有发生胃肠道，甚至脑出血的可能。临床上常在化疗药物使用 48 小时后进行预防性升白细胞治疗，当出现骨髓抑制时给药升白细胞或血小板治疗，必要时输血。

除了药物治疗外，患者需要在化疗后 1~3 周注意进行骨髓抑制的自我防护。保持房间良好通风，避免到人多密集的环境，谢绝亲友探视，出门佩戴好口罩，避免接触感冒人群。做好个人卫生，注意保暖，预防感冒。当白细胞减少到小于 $0.5×10^9$/L 时需及时就医接受保护性隔离，病房需进行空气消毒。如果出现发热等感染症状，应及时就诊。

当血小板小于 $10×10^9$/ 升时应注意预防出血，使用软毛牙刷漱口，且避免吃带骨头、刺等坚硬的食物；动作轻柔，避免碰伤、割伤等；需预防便秘，出现便秘不可用力解便，以防脑出血；观察全身皮肤及大小便颜色，如果出现瘀斑、出血点、酱油色小便、黑色大便需及时告知医务人员处理。

【案例3】

某黑色素瘤患者，男，47 岁，肿瘤切除术后化疗 3 周期。患者化疗后第 13 日查血显示血小板为 $38×10^9$/ 升，注射促血小板生成素后居家康复，全身皮肤散在瘀斑，大小便正常。患者晚餐进食较硬的炒饭后 2 小时，呕血约 300 毫升，血中带未消化的食物。患者半卧位休息，头偏向一侧防止呕吐物堵塞气管发生窒息，同时家属立即拨打 120 将患者送医院，经过抢救患者胃部出血得到控制。

四、胃肠道反应

化疗对胃肠道易造成损伤,因而患者常出现不同程度的恶心、呕吐、便秘、腹泻等胃肠道症状。恶心呕吐是化疗最常见的症状之一,不同的化疗药物致吐风险不同,如顺铂、卡莫司汀等属于高致吐药物,阿霉素类化疗药物、卡铂等属于中度致吐化疗药物,而紫杉醇类药物、长春瑞滨、博来霉素等则致吐性较低。临床上常根据化疗方案的致吐风险选择性使用药物进行恶心呕吐的预防和治疗,中药穴位贴敷、穴位注射等中医康复手段也在临床上被使用到。此外,非药物性治疗也能够起到辅助止吐的作用。

(一)营造舒适氛围

为患者营造愉悦的环境,避免房间内不良气味刺激,可采取听音乐、看电视等转移注意力的方法缓解患者的紧张情绪。冥想(如图5-13所示)、瑜伽、呼吸训练等放松训练常常能起到缓解症状的作用。

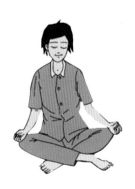

（二）促进口腔舒适

保持口腔清洁、湿润，每次呕吐后及时漱口，口腔内感异味或苦涩的患者可以给予患者喜欢的口味的含片。

（三）合理饮食

化疗期间的饮食应清淡，避免辛辣油腻，米面等碳水化合物可搭配优质蛋白摄入。要鼓励患者进食，少食多餐，避免在输注化疗药物的同时进餐，餐前可进食面包、饼干等柔软而干燥的食物。化疗期间避免进食茄子、香蕉等增加呕吐风险的食物。

（四）注意饮水技巧

饮水也提倡少量多次。患者清晨第一次饮水量尽量控制在50毫升以内，避免单次饮水量超过100毫升，建议饮水与进餐间隔进行。

通过以上提到的药物和非药物干预方式，患者因化疗导致的恶心呕吐往往能够得到较好的控制，如果仍然发生频繁呕吐，应及时告知医务人员采取进一步处理。患者化疗期间出现恶心呕吐的同时，部分患者还会合并便秘症状。临床通常会采取口服大便软化剂预防便秘的发生。患者采取适当下床活动、对腹部顺时针方向按摩、适当摄入蔬菜水果、保证每日饮水量足够等措施可起到预防便秘的辅助作用。当然，化疗也可导致部分患者出现腹泻，如伊利替康类药物致泻就更为明显，因此化疗期间应尽量避免进食生冷食品，如凉拌菜。一旦患者发生腹泻，特别是解水样便时应立即告知医生进行止泻处理，以免造成电解质紊乱、跌倒等不良后果。腹泻期间应注意每次解便后清洁肛周，如果出现肛周红肿、疼痛应及时就诊处理。

【案例4】

　　某乳腺癌患者，女，45岁，体重54千克。新辅助化疗期间，患者听病友说"发物"不能吃，摄入这些食物都可能导致肿瘤复发，所以患者不吃鸡蛋、鸡肉、海鲜、香菜等，只吃鸭蛋、鸭肉、蔬菜等，还给家属列了一张饮食禁忌清单。3周期的化疗下来，患者体重减轻3千克。在第4周期化疗期间，患者恶心呕吐、便秘等化疗后副反应加重，进食差，钾低。医生给予口服补钾，加强止痛治疗，并告知患者不可听信病友的传言，应相信科学营养。化疗期间食欲往往受到影响，化疗间歇期居家康复期间更应饮食多样化，增加优质蛋白的摄入，良好的营养补充才能增强患者的体质，减轻化疗副反应。

五、癌因性疲乏

　　癌因性疲乏是一种令人痛苦的、持续的，与肿瘤或治疗有关的劳累、筋疲力尽的主观感受，不同于一般的疲乏，通常不能通过休息得到缓解，其发生率高达76%。应对癌因性疲乏首先应对症处理可能影响它的因素，如疼痛、贫血、抑郁等，严重的癌因性疲乏可使用精神兴奋药等进行药物干预。患者可对自身出现的疲乏进行评估，常用数字评分表，类似疼痛数字评分法，它是由 0~10 个数字等分标出的线性标尺，从 0 到 10 分分值越高表示疲乏越明显。0 分代表没有疲乏，1~3 分代表轻度疲乏，4~6 分代表中度疲乏，7~10 分代表重度疲乏。

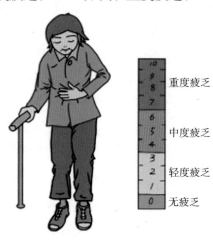

运动是应对癌因性疲乏的非药物干预方法的首选，过多的卧床休息不仅不能缓解疲乏，还可能加重疲乏。患者可以参与运动锻炼以减轻疲乏，比如瑜伽、打太极、散步、骑自行车、做广播体操、爬山等有氧运动。建议肿瘤患者每周保持 4 天以上、每天 30 分钟以上的中等强度的锻炼。

患者需养成好的睡眠习惯，比如每晚定时睡觉，每天保持规律的起床时间。晚饭后避免进食茶、咖啡等影响睡眠的食物，睡前避免运动锻炼；睡前 1 小时喝牛奶、泡脚、听轻音乐可促进入睡。不管是刚就寝还是半夜醒来，如果 20 分钟内无法入睡就起床。还应避免长时间的午睡，也不建议每天大量的时间卧床。

【案例5】

某多发性骨髓瘤患者，男，57岁。化疗2周期后，患者感到疲乏无力，疲乏自评分值5分；不愿下床活动，每天躺病床20小时左右，白天几乎都在睡觉，晚上失眠，睡眠质量差，食欲差；感全身疼痛不适4分，疼痛性质不详，持续口服吗啡止痛，但患者因食欲差，时常在服药时呕吐，导致止痛效果不理想。医生首先调整止痛方案，变口服吗啡为芬太尼贴剂外贴止痛，次日患者疼痛控制良好，分值下降至1分。夜间给予艾司唑仑口服改善夜间睡眠，并指导陪护在患者白天睡觉超过2小时时叫醒患者，并要求患者下床活动。3天后患者的疲乏感明显减轻，评分2分。

六、周围神经损伤

多数化疗药物都存在不同程度的神经毒性，会对周围神经系统产生直接或间接的损伤，表现为肢端皮肤出现刺痛、麻木、感觉异常等，也可表现为运动平衡性及力量减弱，还可表现为自主神经受损的症状，如便秘、麻痹性肠梗阻、尿潴留、直立性低血压等。据统计，30%~40%的患者会发生周围神经损伤。

患者出现肢端症状时可在医生的建议下补充B族维生素，

严重者考虑降低化疗药物剂量。如果肢体活动或感觉出现障碍，应注意保护肢体，避免接触针线、刀等尖锐物品，并注意减少冷热刺激，预防肢体受损。温水浸泡能缓解患者肢端不适症状。

直立性低血压在肿瘤患者治疗期非常常见，患者应掌握预防跌倒的安全知识。起床时遵循3个30秒，即床上坐30秒、双脚下垂在床边坐30秒、床边站30秒再行走。患者衣物需合体，穿防滑鞋，地面湿滑时避免下床活动，避免久站。房间物品整洁，避免障碍物影响活动。患者沐浴后穿衣应注意站稳。保持大便通畅，避免长时间蹲便，尽可能使用马桶。夜间如厕尽可能家属陪同，或在床上解便。当患者出现头晕等低血压症状时应立即让患者躺下，以防止跌倒的发生。当患者出现腹痛、尿潴留等症状时应尽快告知医务人员处理，或及时就医。

【案例6】

某肾癌患者，男，69岁。第2周期化疗后5天，患者夜间双侧床档保护，凌晨患者想解小便，但心痛儿子照顾辛苦，不忍心叫醒熟睡的儿子，便自己下床解便。因患者不方便操作降低床档，患者从床位床档空隙下床，下床时患者脚突感乏力摔到地上致左手柯式骨折。请骨科会诊，进行甲板固定。

七、手足综合征

部分化疗或靶向治疗药物可导致患者出现手足综合征，卡培他滨、多柔比星等化疗药物导致手足综合征的发生率在6%~42%。手足综合征在化疗数周或数月开始出现手足部位的麻刺感、烧灼感、疼痛、充血、红斑等，可伴皮肤增厚、粗糙、皲裂、脱皮，严重者出现水泡、溃疡。患者可在化疗药物使用前半小时至输注完毕半小时冰敷手脚，以预防手足综合征的发生。此外，应穿戴宽松的鞋袜或手套，鞋子应加软垫减少摩擦。手足皮肤适当保湿，避免干燥，可涂润肤露。还应避免冷热刺激，反复搓手摩擦，并做好防晒。

如果患者出现手足综合征应温水清洗，水温尽可能低，烧灼感明显的患者可局部冷敷。不能抓挠局部皮肤或撕去脱皮。出现水泡时避免水泡破损，局部皮肤溃疡应进行外科换药。遵医嘱使用减轻手足综合征的药物，局部涂抹药膏，疼痛明显的患者给予药物止痛，严重者停药或更换化疗药物。

【案例 7】

某乳腺癌患者，女，57 岁。乳腺癌新辅助化疗 5 周期后，应用环磷酰胺＋多柔比星脂质体化疗方案，患者在 5 周期化疗后 11 天出现双脚明显红肿，烧灼样疼痛，行走时加重，皮肤干燥脱皮。在个案管理护士的指导下，患者到当地医院皮肤科就诊，给予冷敷、润肤药膏及抗生素药膏涂抹，口服维生素 B₆。此后患者脱皮范围未再增大，按原剂量行第 6 周期化疗，化疗前半小时至化疗结束后半小时患者戴稍紧的手套、穿稍紧的袜子，化疗后继续给予药物涂抹，加强脚部皮肤保湿。到化疗后 1 月患者双脚皮肤恢复完整。

（杨　婧）

第四节　放疗期间患者的自我健康管理

放射治疗是恶性肿瘤治疗的主要手段之一。在中国的恶性肿瘤患者中，50%~70% 的患者需要行放疗，主要包括根治性放疗、辅助治疗及姑息治疗。根据肿瘤的种类、部位、诊断及分期，其放疗方法主要有术前放疗、术中放疗、术后放疗及同步放化疗等。同时，放疗也可用于治疗一些良性疾病（如垂体肿瘤、椎体血管瘤、瘢痕瘤等）及低密度恶性肿瘤的治疗。

一、何谓放射治疗

放射治疗简称放疗，是利用高能射线（X 线、电子线质子束及其他粒子束等）直接照射肿瘤细胞，抑制肿瘤细胞的代谢及生长，导致其破坏、死亡，最终达到直接杀灭肿瘤细胞的一种局部治疗方式。

（一）放疗技术、放疗工作人员的构成及常见流程

放射治疗的完成需要放疗科医师、物理师、技师及护师分工合作，并密切配合。其放疗技术、放疗工作人员的构成及常见流程如图5-14所示。

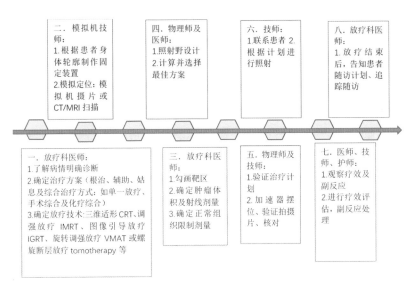

图5-14 先进放疗技术、放疗工作人员的构成及常见流程图

二、常见需要接受放疗的恶性肿瘤及放疗相关禁忌

（一）常见需要接受放疗的恶性肿瘤

常见需要接受放疗的恶性肿瘤包括头颈部肿瘤、胸部肿瘤、恶性淋巴瘤、乳腺癌、消化道肿瘤、泌尿生殖系统、女性生殖系

统肿瘤、骨和软组织肿瘤、中枢神经系统肿瘤、皮肤癌及恶性黑色素瘤、儿童肿瘤、需姑息性放疗肿瘤等，具体需临床医生根据病情及患者基本情况判断。

（二）恶性肿瘤放射治疗的禁忌证

绝对禁忌证（如心、肝、肾功能严重受损，全身严重感染如败血症、脓毒血症未得到控制，严重贫血，高热，大出血，大量胸腔积液，腹腔积液，急性穿孔患，急重症濒死等）相对较少，晚期恶性肿瘤可以选择低剂量的姑息性放射治疗，以到达缓解症状（如疼痛）的目的。但对需要接受放疗的患者，放射医师需要严格进行评估，避免不必要的放射治疗给患者造成身体上及精神上的损失。

三、恶性肿瘤放射治疗相关不良副反应及处理

在患者接受放射治疗的整个过程中，其射线除了会消灭肿瘤细胞，也会对正常组织造成一定程度的损伤，这一过程引起的相关不良反应称之为放疗反应。其损伤程度与照射剂量、体积大小、个体对射线的敏感性及肿瘤治疗方案等相关，其不良反应伴随在放射治疗中或治疗后，因此，医、护、患三方应加以重视。医护人员应做到及时观察、及时处理，患者应提高依从性并做到出现症状时及时告知、及时反馈，以达到顺利放疗，保证放射治疗疗效以提高恶性肿瘤治愈率、延长患者生命及提高生存质量。

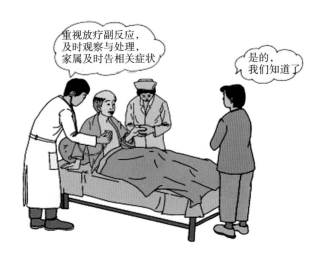

（一）全身反应

往往患者会出现头晕、乏力、虚弱多汗、睡眠质量下降、精神欠佳、恶心、呕吐、腹胀、腹痛、腹泻、纳差、味觉下降或消失及骨髓抑制等。放疗引起的骨髓抑制（RTOG）分级标准及护理要点如表5-1所示。

表5-1　骨髓抑制（RTOG）分级标准及护理要点

	0级	1级	2级	3级	4级
白细胞（×10⁹/升）	≥ 4.0	3.0~4.0	2.0~3.0	1.0~2.0	< 1.0
血小板（×10⁹/升）	> 100	75~100	50~75	25~50	< 25 或自发性出血
血红蛋白（g/升）	> 110	110~95	75~95	50~75	
中性粒细胞（×10⁹/升）	≥ 1.9	1.5~1.9	1.0~1.5	0.5~1.0	< 0.5 或败血症

放疗对血象影响较小，但放化疗同步时，容易出现骨髓抑制，以白细胞、血小板下降最为明显，因此应遵医嘱给予升白细胞、升血小板治疗，另予以饮食调理。

（1）定期复查血常规，一般 1~2 次 / 周，了解血象情况。

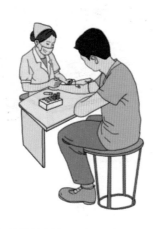

（2）当白细胞特别是粒细胞下降时，感染的风险增加，应注意保暖，防感冒，室内温湿度适宜，勤通风，同时注意个人卫生。体内有血管通路患者需按时进行导管维护，体内有其他导管及术后伤口者也需勤观察，发现问题及时处理，减少感染风险。当白细胞低于 1.0×10^9/ 升时，要采取保护性隔离措施，避免交叉感染，定期检查白细胞，必要时进行升白细胞治疗。

（3）血小板低时应注意预防出血，密切观察皮肤黏膜、大便性状等有无出血症状。患者避免大强度运动、减少磕碰，避免抠鼻、剔牙、用力咳嗽等行为；进食软食，保持大便通畅，缓慢活动，采用电动剃须刀剃毛；避免服用含水杨酸类的药物（如阿司匹林），检测血常规及凝血四项。一旦出血，应及时就医处理，必要时遵医嘱给予吸氧和升血小板治疗。

（4）注意休息，多饮水，建议进食高蛋白、高热量、高维生素饮食，无糖尿病患者也可食用五红汤（枸杞子、红枣、红豆、红皮花生、红糖）。另需注意食物卫生，禁食生冷食物。

（二）局部反应

放射治疗引起的局部反应与照射部位有相关性。

1.皮肤反应

恶性肿瘤放疗时间与化疗周期不一样，放疗只有 1 个周期，但治疗时间的长短需放射医师根据不同疾病及患者基本情况来决定；一般为 2~6 周，常规每周放疗 5 次，休息 2 天——这种模式主要根据恶性肿瘤的生物学行为来制定的。但在放疗过程中及放疗结束后，照射野皮肤会出现不同程度的皮肤反应，这与放射源种类，照射剂量、面积，照射野部位及其他抗肿瘤治疗等因素相关。

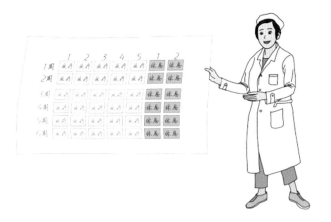

（1）放射性皮肤反应一般分为干性和湿性两种。干性反应主要有皮肤干燥、红斑、色素沉着、脱皮等表现，伴有烧灼感及刺痒感，但无渗液，可产生永久性浅褐色斑；湿性皮肤反应有湿疹、水疱等表现，严重时皮肤出现糜烂、破溃伴继发感染。

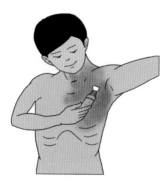

（2）患者一般在放疗 3~4 周时，照射野皮肤可出现放射性干性皮肤反应，在放疗 5 周及放疗结束后 1~2 周皮肤反应加重，可发展为湿性反应，皮肤皱褶处反应会更重；当出现湿性皮肤反应时，应根据医嘱予抗炎消肿药物湿敷局部皮肤，一般愈合时间为 2~3 周。

（3）放射性皮炎（RTOG）分级标准及处理如表 5-2 所示：

表5-2　放射性皮炎（RTOG）分级标准及处理

	0级	1级	2级	3级	4级
皮肤（RTOG）	无变化	滤泡样暗红色斑，或脱发，或干性脱皮，或出汗减少	触痛性或鲜色红斑，片状湿性脱皮 或中度水肿	皮肤皱褶以外部位融合的湿性脱皮，凹陷性水肿	溃疡，出血，坏死

| 处理 | 无需处理 | 无需特殊处理，涂抹紫草油或皮肤保护剂，2～3次/天，局部皮肤保持干燥、清洁 | 以暴露疗法为主，局部皮肤保持清洁、干燥，避免摩擦 | 暂停放疗，局部皮肤可使用抗生素油膏，预防继发感染 | 需行外科处理 |

（4）预防。

定位时：尽量使皱褶处皮肤展平。

放疗前、放疗结束后及睡前：

①遵医嘱使用皮肤保护剂涂抹照射部位每日2～3次，厚度为1～2毫米，涂抹区域大于照射区，轻轻按摩至药物完全吸收。

②穿戴棉质、柔软、透气、吸水性强的衣物，避免粗糙毛巾、硬衣领、首饰等易摩擦的物品。

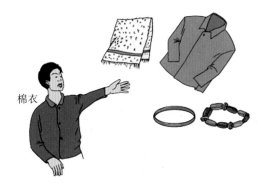

棉衣

③局部皮肤忌粘贴胶布及膏药、忌用碘酒或酒精消毒，不可随意涂擦药物及护肤品。

④室内适当通风，以保持照射野皮肤清洁、干燥；可用棉质柔软毛巾轻轻沾洗，但禁止用肥皂、香皂和沐浴露擦洗；水

温适宜，避免冷热刺激，如热水浸浴、热敷、冰袋冷敷等。

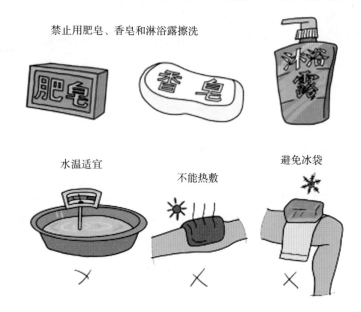

禁止用肥皂、香皂和淋浴露擦洗

水温适宜　　　不能热敷　　　避免冰袋

　　⑤紫外线较强时尽量减少外出或使用防紫外线伞以防日光直射放射野皮肤，必要时戴帽子及围巾。

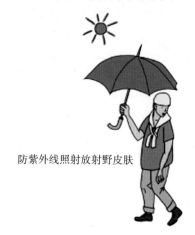

防紫外线照射放射野皮肤

⑥切忌搔抓放射野皮肤，脱屑时不可用手撕剥，做到勤洗手、勤剪指甲等来预防或减少放射性皮炎的发生。

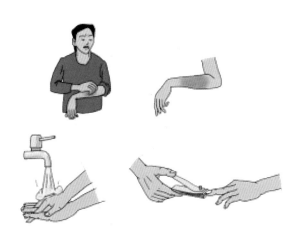

2.放射性肺损伤

放射性肺损伤是接受胸部肿瘤（肺癌、食管癌、乳腺癌、胸腺瘤、间皮瘤、淋巴瘤等）放疗患者最为常见的放射性损伤之一，它是指一定体积的正常肺组织在受到一定照射剂量后所产生的一系列病理、生理的变化，导致组织纤维化或产生急性渗出性的改变，从而影响患者的呼吸功能。一般急性放射性肺炎发生于放疗开始后3个月内，晚期放射性肺损伤为3个月后的肺损伤。放射性肺损伤除与照射剂量及受照射体积相关外，还与患者年龄、基础疾病、个体遗传差异及其他抗肿瘤治疗措施的应用相关。

（1）临床表现：发热、咳嗽（多为刺激性干咳）、胸闷、气短，严重时可出现明显呼吸困难。

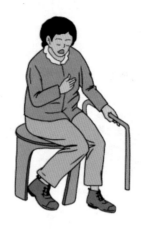

（2）辅助检查

血常规：中性粒细胞百分比升高、白细胞总数一般无明显升高、C反应蛋白等可能升高。

胸部X线：照射野区域可表现为弥漫性片状密度增高影、肺间质水肿、急性渗出性病变甚至肺部纤维化。

胸部CT：较胸部X线更为敏感，多呈条索样改变、斑片状淡薄密度增高影、通气支气管征、肺实变或蜂窝样的改变等。

肺功能检查：患者一般表现为肺活量降低、肺容量降低、肺的顺应性降低、小气道阻力增加；也有患者出现或合并弥散功能障碍，换气功能降低。

诊断：放射医师一般会根据患者肿瘤进展情况，排除肺部感染、肺梗死、药物性肺损伤等疾病后，结合肺部是否有照射病史、辅助检查及患者表现才能做出诊断。

（3）放射性肺损伤分级（CTCAE4.0）及处理建议如表5-3所示：

表5-3　放射性肺损伤分级（CTCAE4.0）及处理建议

标准别及处理 \ 病别		1级	2级	3级	4级	5级
CTCAE 4.0	肺炎	无症状，仅有临床或影像学改变	有症状，需要药物治疗；工具性日常生活活动受限（如做饭、购物、使用电话、理财等）	有严重症状；个人日常生活活动受限（如洗澡、穿脱衣、吃饭、洗漱、服药，但并未卧床不起）；需吸氧	有危及生命的呼吸症状；需紧急处理（如气管切开或气管插管）	死亡
	肺纤维化	轻度缺氧；影像学上肺纤维化改变不超过全肺体积的25%	中度缺氧；有肺动脉高压证据；肺纤维化改变范围占全肺的25%~50%	严重缺氧，有右心衰竭症状，肺纤维化改变范围占全肺的50%~75%	危及生命的并发症（如血流动力学或肺并发症）；需要插管机械通气支持；肺部明显蜂窝状改变，范围超过全肺体积的75%	死亡
处理		观察	无发热，密切观察±对症治疗±抗生素；伴发热、CT上有急性渗出性改变或有中性粒细胞比例升高者，对症治疗+抗生素±糖皮质激素	糖皮质激素+抗生素+对症治疗，必要时吸氧	糖皮质激素+抗生素+对症治疗+机械通气	—

（4）饮食及护理：适当锻炼身体增强体质，多饮水，防感冒，进食高蛋白、低脂肪、维生素丰富的食物，如多摄入水果、绿叶蔬菜等来满足机体高维生素需求，有助于放射损伤的防护。注意观察患者是否有咳嗽、胸闷气短、发热等症状，做到及时发现、及时处理。如已发生放射性肺损伤，应加强营养、保持室内适宜温湿度、避免过于干燥、勤通风、减少探视及到人群密集地方、避免过度活动造成呼吸负担加重等。医护人员勤观察，若患者出现症状应及时处理。

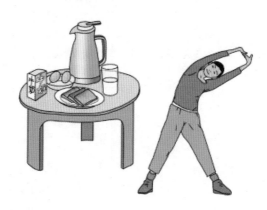

3.放射性口腔黏膜炎

放射性口腔黏膜炎多见于头颈部放疗患者，因口腔咽喉黏膜、唾液腺对放射线较敏感，小剂量照射即可抑制唾液分泌功能。发生率为80% ~ 100%，一般在放疗3~4周开始出现，患者常常表现为：口干、疼痛、吞咽困难、红斑、痰液黏稠、味觉下降、口腔黏膜充血水肿，甚至出现片状白膜、糜烂出血，可伴有体重减轻及口腔出现脓性分泌物而继发感染，影响患者全身状况，导致放疗中断，降低生存率。

（1）积极治疗基础疾病：放疗前积极治疗高血压、糖尿病、贫血、胃肠道疾病及口腔疾病等。

（2）口腔护理：每日饮水 2 000 毫升以上，以温开水、西洋参水、金银花水、菊花水饮用为宜，并随身携带，少量多次饮水，以保持口腔处于湿润状态。用软毛牙刷刷牙，饭前、饭后及定期漱口水漱口，鼻咽癌患者坚持进行鼻咽冲洗等措施以降低放射性口腔黏膜炎的发生率。

药物防治：①漱口液（姜黄素、聚维酮碘和氯己定漱口液，50% 甘草提取物，康复新液）；②口腔黏膜保护剂（涂抹蜂蜜、口内含服蜂王浆、可乐定含片、重组人表皮生长因子喷雾）；③雾化治疗（4 ～ 8 摄氏度低温蒸馏水、甘草泻心汤雾化吸入）。这 3 种药物具有吸收快、起效快且局部作用范围广等优点，能有效保护患者口腔黏膜，快速缓解其炎症。

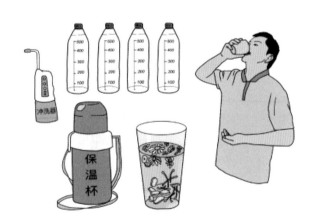

（3）处理：进食疼痛患者，给予如阿米替林、多赛平等药物漱口以改善疼痛，进食前给予复方氯己定含漱液或利多卡因

稀释液含漱或局部喷洒，起到止痛效果；当口腔出现溃疡时，遵医嘱使用康复新、西瓜霜、口腔溃疡合剂等药物，以降低口腔真菌感染的发生率及缩短口腔黏膜愈合时间。

（4）饮食指导：不挑食，少量多餐，均衡营养饮食原则，多饮水，禁烟酒，进食高蛋白、足够热量、高维生素、易消化饮食。当营养不足导致体重下降及免疫力下降者，应及时就诊营养科，以帮助恢复正常营养状况。

4.放射性食管炎

放射性食管炎多见于胸部肿瘤放疗（如食管癌）患者，发生率超过 54%，常发生于放疗后 2 周，放疗剂量 20 ～ 40 戈瑞（Gy，放射治疗时患者吸收剂量的单位）时；随着后期放疗剂量增大，放射性食管炎的发生风险及损伤程度也随之增加。导致放射性食管炎发生的危险因素还有高血压、糖尿病等基础疾病，以及营养不良、出血、穿孔或不良情绪等情况。患者常常有进食疼痛、吞咽困难、呛咳、胸骨后烧灼感等，可造成患者营养不良及治疗中断。

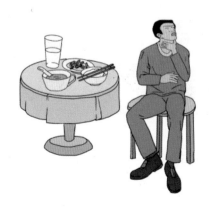

（1）预防：积极治疗基础疾病如糖尿病、高血压，纠正贫血及营养不良等。

（2）饮食护理：避免辛辣刺激性食物，鼓励进食高蛋白、低脂肪、高热量、高维生素食物，以流质、半流质为主，并养成少量多餐的习惯，吞咽时动作应缓慢，避免大口进食及快速吞咽。在进餐前后饮用温开水冲洗食管，以减轻炎症与水肿，避免导致食管黏膜反应加重。

（3）营养液的使用：对于吞咽困难较重及营养状况较差的患者，可以在营养师指导下使用口服营养液，必要时提前置入十二指肠营养管或采用静脉营养支持治疗，以保证营养的摄入。

（4）治疗：多数患者不需要镇痛药，但放射性食管炎加重时，如不及时处理则会导致患者营养不良，产生焦虑、抑郁情绪，导致其生活质量及治疗效果下降。此时患者可根据医嘱在餐前30分钟缓慢咽服甘露醇、生理盐水＋庆大霉素＋维生素B_{12}＋利多卡因混合溶液30毫升，以达到缓解患者疼痛的效果并满足进食需求。

（5）密切观察：在日常生活中，应密切观察患者进食后有无呛咳及呕血等症状，并及时判断患者有无食管穿孔、溃疡破裂出血征象。

5.其他放射性反应

（1）消化系统反应及护理。患者常常表现为恶心、呕吐、腹痛、腹泻、里急后重，严重者可出现肠穿孔及大出血等症状。

其护理要点主要为对症处理，如按医嘱使用止吐药物及治疗腹泻的药物，若患者出现放射性肠炎，需密切观察大便性状、量、次数，遵医嘱使用肠炎药物及静脉营养支持治疗。

（2）泌尿系统反应及护理。多见于盆腔及肾脏肿瘤患者，患者可表现为排尿困难、尿频、尿急、尿痛及终末血尿症状。

其护理要点为放疗前多饮水，每天饮水量大于 3 000 毫升，放疗时膀胱适当充盈，确保放疗的有效性，减轻放疗反应。若患者出现排尿困难、尿频、尿急、尿痛及终末血尿等症状，应及时就医，遵医嘱口服消炎利尿药物，严重者需暂停放疗，并给予补液支持治疗。同时根据患者症状行止血、抗感染等对症治疗，加强营养，适当活动以增强患者免疫力。

（3）脑部反应及护理。脑部反应常常见于脑部肿瘤及脑转移需进行全脑放疗患者。放疗开始后，患者可出现头晕、头痛、嗜睡、全身乏力并伴阵发性恶心、呕吐，放疗结束后患者可出现记忆力下降。

其护理要点为：①心理护理。患者需正确认识病情，了解治疗方案，树立信心，预防焦虑、抑郁心理。②放疗前剔去照射野区域头发，注意头部清洁卫生，切忌搔抓头皮。休息时抬高床头 15°~30°。③监测生命体征。定期复查血常规，密切观察患者意识、瞳孔变化及颅内高压症状及程度，遵医嘱按时输注脱水剂甘露醇及输注或口服激素。④安全管理。休息时拉好床档，家属陪护。⑤功能恢复。鼓励患者多沟通，可看书、玩游戏、下棋、散步等，以帮助脑功能的康复。

四、放疗前准备

1.患者及家属的心理准备

包括对病情的了解及接受、治疗方案的选择、肿瘤治疗的预后、治疗中及治疗后可能产生的相关副反应与晚期副反应、工作生活的安排、经济承受能力、家庭照护及治疗结束后的随访等。

2.医疗上的准备

目前身体状况的评估：进行血常规及心、肝、肾、肺功能等检查，积极纠正贫血、脱水，控制感染等；饮食上建议进食清淡易消化、高蛋白、高热量、含维生素丰富的食物及水果，多饮水，戒烟酒；适当运动，预防感冒等；当进食及体重异常时，需请营养师会诊以保证合理的营养摄入及改善体质状况。

3.头颈部放疗患者的准备

有口腔疾病患者在放疗前应请口腔科医师对牙齿进行全面细致的检查，有条件者行清除牙垢、修补龋齿、去除金属牙套、对残牙进行拔除或修补等，同时治疗牙龈炎、根尖炎等，以减少放射性龋齿的发生率。口腔基础疾病处理后 2~3 天可接受放疗；拔除残牙患者，休息 1~2 周，待创面愈合后方可接受放疗；照射时需保持口腔清洁。建议头部放疗患者在定位及放疗前剔去照射野区域的较长毛发，以防止因毛发脱落导致放疗固定装置松动，确保治疗的有效性。

4.胸部放疗患者的准备

放疗时保持呼吸平稳。

5.腹腔及盆腔放疗患者的准备

放疗时需保持膀胱自然充盈。

6.消化道肿瘤患者的准备

放疗前禁食。

7.乳腺癌放疗患者的准备

保乳术后无需化疗患者，建议在术后8周内行放疗；改良根治术患者且需放疗患者，可在化疗后期或化疗结束后，待伤口愈合后再放疗。乳腺癌放疗方式一般为：全乳腺照射、乳腺瘤床补量照射、全乳腺＋区域淋巴结照射、全乳腺＋腋窝淋巴引流区照射、全乳腺＋锁骨上＋腋窝淋巴引流区照射、全乳腺＋锁骨上＋内乳淋巴引流区照射等。为保证治疗的有效性，患者在放疗中患侧上肢需保持外展，因此患者在术后需按康复师要求进行患侧上肢功能锻炼，放疗中及放疗后也需坚持锻炼，预防患侧上肢功能障碍及淋巴水肿。

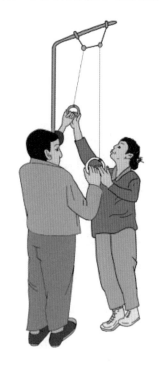

8.肿瘤定位标记

放射治疗中所产生的射线除杀灭肿瘤细胞外，其他正常组织也会受到影响，为减少对正常组织的损伤，医师会在放疗区域做肿瘤定位标记。因此患者在整个放疗期间需保持标记清晰可见，不可自行去除，洗澡时不能擦洗标记，如出现标记脱落及模糊时应及时联系放疗医师重新描画。

9.合并妊娠患者的准备

应及时告知医师，并在产科医师指导下行人工流产或引产。

10.其他准备

伤口愈合不良患者应待伤口愈合后方可行放疗；放射区域禁止粘贴胶布及敷贴；放疗照射时禁止携带金属制品，如金属扣、手表、项链、戒指、耳环、假牙、钥匙、钢笔等，以免增加射线吸收造成身体的二次损伤。

五、放疗中注意事项

1.放疗中急性并发症

在放疗过程中，随着照射剂量的增加，部分患者可出现一些急性并发症，常见的有：鼻咽大出血、大咯血、喉头水肿、窒息、颅内高压性昏迷、放射性癫痫等。因此，在整个放疗过程中，应密切观察放疗副反应并随访，若出现以上急性并发症，应紧急处理。

2.辐射损伤与防护

整个放疗过程中均应遵医嘱采取必要、规范的防辐射措施。

六、放疗后注意事项

1.按照放疗期间的要求进行护理

放疗结束时，患者的照射剂量达到最高，放射性皮炎、急性黏膜性反应等也达到高峰，而在整个放疗过程中，患者身体消耗极大，这些因素都会使患者的身体面临较多问题。因此，在放疗后1个月，患者往往会出现营养不良、体重下降、放射性皮炎及黏膜炎加重等情况，所以在这期间，患者的营养、皮肤护理、口腔黏膜护理等均需按照放疗期间的要求进行。

2.对牙齿、牙龈疾病谨慎处理

头颈部放疗患者尽量在放疗后3年内避免拔牙，当出现牙齿、牙龈疾病时，应尽量采用保守治疗。待放疗结束3~5年后，方可请牙科医师在充分准备下谨慎、分批次地拔除龋齿。拔牙前按医嘱使用抗生素3~7天，拔牙后按医嘱使用抗生素预防感染，拔牙2~3个月后在医师指导下佩戴假牙。

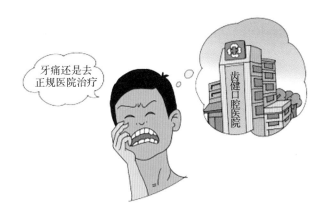

3.功能锻炼

如乳腺癌患者应进行患侧上肢功能锻炼，鼻咽癌患者应进行张口训练及颈部转颈运动等。

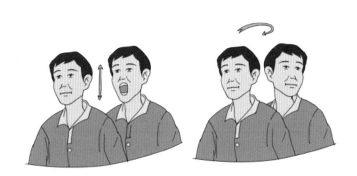

4.定期复查及随访

随访的频率应根据治疗结束时的情况来定，一般为治疗结束后第一年1个月复查1次；治疗结束后1~3年每3个月复查1次；治疗结束后3~5年每4~5个月复查1次，不能超过6个月1

次；5 年后每年复查 1 次。患者在整个随访期间，若出现骨痛、头痛伴喷射性呕吐、肝区疼痛、体重不明原因持续下降等情况时应及时就诊复查。

七、放疗患者常见心理问题及应对

恶性肿瘤患者在接受放射治疗过程中及治疗结束后，由于疾病、放疗副反应等原因会给患者带来不同程度的身心困扰，常见心理问题表现为焦虑、抑郁、恐惧、敌对等，导致患者康复期延长，生活质量严重下降。因此，医护人员及患者家属应高度重视患者的心理变化，特别是在家庭照护期间，更应积极科学地对患者进行心理护理——及时了解患者心理状态，早期干预，及时处理，提高其依从性，使患者保持良好的心理状态，以提高治疗的完成率及疗效。

第五节　随访观察期患者的自我健康管理

近年来，我国恶性肿瘤的整体发病率呈不断上升趋势，但随着诊疗技术的提高，带瘤生存者也逐年增加。不过，恶性肿瘤的生物学特性及抗肿瘤治疗的困难性，都使之具有复发转移的可能性。某些肿瘤就需要长期的辅助治疗（如乳腺癌内分泌治疗），而患者又不能长期住院，因此定期随访对恶性肿瘤生存期患者尤为重要。

一、按时随访的意义

1.早期发现复发转移

检查身体是否有复发或转移的征象。患者在复发或转移初期身体不会出现症状，只有通过按时复查才能早期发现复发转移的肿瘤，及时进行正规治疗，提高治疗效果。大部分有早期复发转移征象的患者仍然可以得到根治及控制，进而有效延长其生存时间。

2.及时了解患者身体状况及需求

了解患者在随访期是否坚持辅助治疗、疗效观察与分析，了解患者是否因抗肿瘤治疗的不良反应而带来生活质量下降，同时还可满足患者心理康复需求，帮助患者重塑人生尽快回归社会，提高疾病康复指导意义。

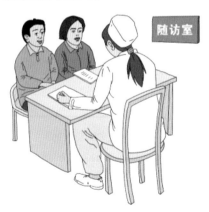

二、随访的时间

肿瘤患者在带瘤生存期间，都应该进行随访；临床中，少部分患者在术后 10 年甚至 17 年也有复发。

1.恶性程度高的肿瘤

生长速度快，恶性程度高的肿瘤，如各种低分化癌、小细胞肺癌、恶性淋巴瘤等复发风险高，因此在高危期应每个月复查 1 次，待病情稳定后，方可在治疗结束后 1~3 年每 3 个月随访 1 次；治疗结束后 3~5 年每 6 个月随访 1 次；治疗结束 5 年后每年随访 1 次。

2.恶性程度低的肿瘤

生长速度慢，恶性程度低的肿瘤，如甲状腺癌、各种原位癌及高分化癌，3~6 个月随访 1 次即可。

3.头颈部恶性肿瘤

术后 2 年内每 1~3 个月随访 1 次；2~3 年每 2~4 个月随访 1 次；3~5 年每 4~6 个月随访 1 次；5 年后每 6~12 个月随访 1 次。

4.实体肿瘤

如食管癌、肺癌、肠癌、胃癌、胰腺癌等，术后 2 年内每 3 个月随访 1 次，2~5 年每 4~6 个月随访 1 次，5 年后每 6~12 个月随访 1 次。

5.乳腺癌

术后（或结束辅助化疗后）1~2 年每 3 个月随访 1 次，3~4 年每 4~6 个月随访 1 次，5 年后每 6~12 个月随访 1 次。

6.身体出现不适及其他症状

当患者出现不明原因的体重下降、长时间乏力、无病因的低热、淋巴结肿大、出血、局部肿胀、包块、固定部位的疼痛、突然出现头痛、喷射状呕吐及无病因的精神异常等，都应立即就诊。

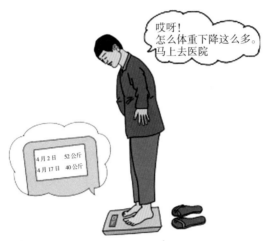

三、随访项目

1.CT

胸部 CT（肺癌、食管癌、乳腺癌等）、腹部 CT（肠癌、肾癌、胰腺癌、胃癌等），以及易发生转移部位的 CT，如脑部 CT；肺癌还易发生肝转移，必要时做胸腹部 CT。

2.骨扫描

乳腺癌、甲状腺癌、肺癌、肾癌都易发生骨转移，建议每半年到 1 年做 1 次骨扫描。

3.肿瘤标志物

除查癌胚抗原外，还可针对不同肿瘤查相对敏感的肿瘤标志物，如乳腺癌查 CA153、肝癌查 AFP、小细胞肺癌查 NSE、卵巢癌查 CA125、前列腺癌查 PSA。虽然肿瘤标志物升高并不能代表肿瘤复发或转移，但临床医师可根据其变化来检测病情的变化。

4.大小便常规

胃肠癌应查大便常规，判断是否有出血；泌尿系统肿瘤必查小便常规。

5.胃肠镜

胃癌、食管癌、肠癌需每年行 1 次胃镜及肠镜检查。

6.血常规及肝、肾功能

接受放、化疗患者曾经出现过肝、肾功能异常者，应密切随访。

7.脑部CT/MRI

脑转移患者及小细胞肺癌应每 6~12 个月进行 1 次脑部 CT/MRI 检查。

需特别注意：出现异常症状随时检查，如纵隔淋巴结转移常出现声嘶；肝转移常出现肝区疼痛；骨转移常出现固定部位的骨痛；脑转移常出现剧烈头痛或伴喷射状呕吐；肿瘤复发常出现不明原因的体重下降……如有上述症状，应在家属陪同下及时到医院就诊。

四、随访方式及准备

1.充分利用网络

随着互联网时代的发展，患者可直接通过互联网与医师进行视频对话、交流。医师可通过网络对患者进行随访追踪，安排患者的诊疗时间，对患者进行健康宣教，指导其合理用药、改变生活方式等，并对患者面临的问题给予及时回复；患者也可以通过网络进行缴费，并及时接收检查检验结果，监控病情变化。

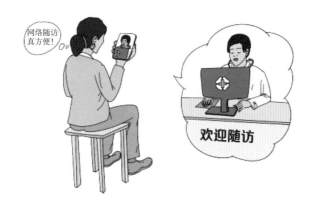

2.材料准备

就诊患者应通过医院 APP、医院微信公众号、114 等提前挂号。随访当天应带上最后一次医院出院证明及上一次随访病历、就诊卡、身份证、医保卡等。首次随访患者应提前复印相关病历资料办理特殊疾病门诊，再次随访患者应根据当地医保规定定期进行特殊疾病门诊结账，然后再重新申请后，方可开单检查及开药。

五、保持健康的生活方式

对大多数恶性肿瘤患者而言，保持健康的生活方式是提高治疗成功率、提高患者生活质量、降低死亡率的重要措施，这是非药物的治疗手段，如保持良好的心理状态、合理的饮食、标准的体质量、适当的体力锻炼等，这些行为在预防肿瘤复发、继发恶性肿瘤和其他慢性疾病中都具有重要作用，应贯穿患者的整个诊疗过程。

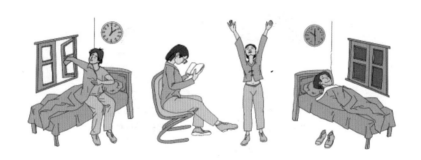

1.重视心理健康

恶性肿瘤好发于一些精神长期处于焦虑、抑郁、沮丧、恐惧、苦闷、悲哀等状态而情绪紧张的人。人们患恶性肿瘤以后，由于担心自己的病情、治疗结果、经济负担、生活工作安排等，心理压力增大，这会导致人体交感神经兴奋，对胃肠道运动和消化液的分泌造成影响，进而影响患者的治疗及康复。因此，患者要调整好自己的心态，树立战胜疾病的信心。当患者出现心理问题时，应及时就诊行心理疏导及心理治疗。

2.合理的饮食

合理的营养供给能改善患者的健康状况，增强其机体免疫力。

患者在饮食中要注意以下几点：注意饮食卫生，避免"病从口入"；食物多样化，不挑食、不偏食，保持营养均衡；多食粗粮、杂粮、豆类及新鲜的蔬菜、水果；遵循低脂肪、足够热量、高蛋白质饮食原则。高蛋白质食物是指蛋、肉、奶等食物。肉类选择顺序：多吃白肉（生时色浅、无脚、非哺乳，如鱼、虾、蟹等）、适当吃红白肉（家禽类，如鸡、鸭、鹅）、少吃红肉（猪、牛、羊肉）。各种肉类的每天建议摄入量为：白肉每天 40~75 克；红白肉 + 红肉每天 40~75 克，每周应不超过 500 克；烟熏和腌制肉类应少吃或不吃，每天应不超过 20 克。少吃高脂肪食物：如动物内脏、肥肉、油炸食品、肉汤等。其他建议：对于日常膳食不能满足人体蛋白质所需的患者，建议补充优质蛋白以弥补蛋白质需求，但要注意不随意买保健食品、不随意吃中药、不轻易相信"偏方"等，建议去正规医院营养科就诊。忌食用刺激性强、过烫、霉烂变质的食物，尽量少吃烟熏腌制、油炸、高脂肪、高糖及含食品添加剂的食物。

3.有规律地参加体育活动

适当的锻炼能提高肿瘤患者的生活质量，并能降低前列腺癌、结直肠癌、早期乳腺癌的死亡率及全因死亡率。

患者在康复期应避免久坐生活方式，尽快恢复日常体力活动。美国运动医学学会推荐恶性肿瘤患者每周至少坚持 150 分钟的中等强度运动（大致为每周 5 次，每次 30 分钟的运动时间）或 75 分钟的高强度有氧运动，或者两者组合进行；每周至少行 2 次主要肌肉群和拉伸肌腱训练，即力量性运动，但运动强度和时长应根据患者的自身身体情况、疾病进程和治疗方式来决定。锻炼时长以 10 分钟一组为宜，最好坚持每天锻炼。大于 65 岁的老年患者如合并行动受限的慢性疾病，需按医师指导适当调整运动强度及时长，尽量避免长时间的不运动状态。

中等至高强度的运动包括骑自行车、游泳、每周 3 小时的散步；有氧运动包括打羽毛球、打篮球、慢跑、快走等。

4.保持标准的体重

体重超标是多种恶性肿瘤的风险因素，通常与结直肠癌、乳腺癌、食管癌、前列腺癌、胰腺癌等密切相关。因此，肿瘤患者在抗肿瘤治疗结束后，应尽快使体重达到健康范围，即 BMI 指数为 18.5~23.9 千克 / 米^2。

BMI 指数（身体质量指数，又称体质指数或体重指数，Body Mass Index，简称 BMI）的计算公式：体质指数（BMI）= 体重（kg）÷ 身高 2（m^2），这是目前常用于衡量人体胖瘦程度及是否健康的一个参考值。患者可通过饮食调整和运动来维持健康的体重。如限制高热量食物及饮料的摄取，在身体情况允许下适当增加体力活动。

5.预防感染的发生

肿瘤患者在抗肿瘤治疗结束后发生感染的情况较正常人群要高，而肿瘤患者致死原因也多与感染有关。因此，患者在康复期要注意预防感染发生，这样不仅可以减少经济负担，提高患者生存率，同时也可以提高患者生活质量。

室内经常通风，注意个人卫生，避免到人群密集地方；减少探视，特别是在患者化疗后骨髓抑制期间，应尤其注意避免交叉感染。

放射治疗患者在放疗结束后期及结束后 1~2 周，皮肤反应加重，易发生破溃及感染，患者应保持照射野皮肤清洁干燥，遵医嘱按时涂抹药膏等，必要时到放射科及烧伤科就诊；宫颈癌患者要注意清洗、冲洗会阴，保持清洁卫生；直肠癌患者做好假肛的清洁护理，观察大便性状；鼻咽癌患者要定时行鼻腔清洗等。这些护理知识都能有效预防感染，缩短抗癌治疗后的康复期时间。

第六节　终末期患者的健康管理

疾病终末期是指在现有医疗技术的基础上，无法缓解且根据临床医学经验判断存活期低于 6 个月。

一、终末期患者的健康管理目标

对于终末期患者而言，经医学判断其治疗意义已不大，采用的治疗措施也仅仅只是延长患者的生存时间。因此，终末期患者的健康管理目标在于减少患者生理与心理上的痛苦，增强其生存舒适度、提高其生命质量，让其能有尊严地度过人生最后的旅程。

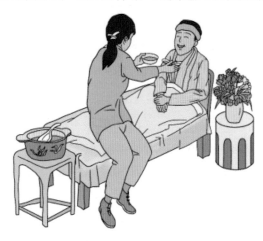

二、家属或非专业照顾者可以为终末期患者提供哪些照护

（一）非专业照顾者

非专业照顾者是指那些非专业的、非社会工作者及非志愿者群体，他们共同维护患者的利益，承担照顾患者的任务。在我国，肿瘤患者的照顾任务主要由家庭成员承担。针对终末期患者进行的终末照护能够提高患者临终前的生存质量，减轻患者身心痛苦，使之以更好的状态面对死亡。

（二）照护内容

1.舒适照护

终末期患者大多数身心衰弱，甚至丧失自理能力，因此需要加强各项生活护理。照护者可根据患者身体情况，对患者进行生活护理，帮助其满足基本生活需要，防止相关感染、皮肤损伤等并发症发生，尽量减轻患者身体上的不适和痛苦，让患者舒适有尊严。

患者住院期间应注意维持病房安静及环境整洁，定期开窗通风，维护室内空气的洁净度，协助患者勤换洗衣物和被褥。癌症晚期患者由于疾病本身、代谢紊乱、机体长期消耗，加上抗肿瘤治疗副反应可能会导致食欲减退、恶心、呕吐等不良反应，病人可能出现营养不良，最终致使病情进一步恶化。对此照护者应定期关注病人的体重、皮脂厚度、皮肤弹性、白蛋白等反映患者营养状况的指标，并根据病情合理调整病人的饮食，通常提倡给予肿瘤患者高蛋白、高热量、高维生素、易消化的饮食，充分满足其营养供给。对于意识障碍、口咽肿瘤等不能经口进食者，可选取鼻饲或静脉通路补充营养，这就要求照护者具备一定的营养支持知识。另一方面，照护者需做好患者的口腔护理、皮肤护理，增加患者的舒适感，叮嘱其日常生活中应适当饮水与运动、保持排便通畅，并做好肛门、会阴部的清洁。许多肿瘤晚期患者由于长期卧床，易合并水肿从而产生压疮。为预防压疮发生，照护者应每隔2小时为患者更换体位，定时翻身、按摩、勤擦洗，保持皮肤清洁干燥，可用软枕垫护受压部位，避免长期受压。

2.症状管理

疼痛是肿瘤晚期患者的主要症状，通常为生理性及心理性疼痛，照护者要认真观察病人疼痛时的情绪反应，并掌握其每次疼痛的部位、性质、持续时间和间歇期，注意药物的使用注意事项。同时，可采用分散患者注意力、芳香疗法、音乐疗法或暗示疗法等来减轻患者的疼痛感与不快体验。

法国科学家惹内·莫里斯·盖特佛塞（Rene Maurice Gattefosse）将芳香疗法定义为：芳香治疗师利用从植物材料（香草、花和其他芳香植物）中萃取的精油作为物质基础，以按摩、熏香、沐浴等方式，在舒适的氛围内帮助人体恢复健康的自然疗法。经多项科学研究证明，使用芳香疗法可以达到消除紧张、焦虑情绪，减轻疼痛，缓解疲劳和恶心呕吐等不适，建立积极乐观心态的目的。具体的使用方法包括嗅吸法（可将精油滴在手上直接嗅吸）、按摩法（用精油按摩身体局部）、沐浴法（将精油掺杂在沐浴液中）、熏蒸法（往装有八分满水的熏香瓶中加入 5~6 滴的精油并点燃容器底部的无烟蜡烛使其燃烧）。相关研究表明，目前芳香疗法常用的精油种类，如薰衣草具有良好的镇静助眠作用；佛手柑能够减轻焦虑与压力；天竺葵有抗氧化、抗菌、抗真菌活性及一定的杀螨效果；姜油可以控制恶心；而甜马郁兰油则具备有效控制疼痛的效用。值得一提的是，桉树等精油的香气可以对抗临终病人出现的坏死性溃疡等恶臭气味。

音乐疗法是利用乐音、节奏对有生理或心理疾病的患者进行治疗的一种心理治疗方法。音乐治疗师适当地选择音乐欣赏、歌唱、器乐演奏、音乐比赛等多种形式，来帮助患者减轻疼痛、焦虑不安等不良体验。心理治疗专家认为，音乐能够改善人的心理状态，借由音乐这一媒介，可以抒发患者感情，促进其自我表露。

暗示疗法通过语言或非语言手段，对患者的思想、情绪或精神方面进行暗示干预，使其在不知不觉中受到积极暗示的影响，接受干预者的某种态度、观点、信念或指令，解除其心理上的压力和负担，实现消除疾病症状和（或）加强某种治疗效果的目的。例如，照护者在日常照护中可采取行为暗示：当患者焦虑、烦躁时，用温柔的眼神表达关切和安慰；当患者表露对未来的恐惧时，照护者可以给予肢体接触，如拥抱、握手等；语言暗示：用正面、积极的话语鼓励患者，耐心倾听、加强共情，给患者讲述正向的癌症个人案例等。

3.心理护理

许多临终前患者在心理方面主要会经历以下 5 个时期，照护者需要根据不同时期的特点有针对性地对患者进行心理护理。

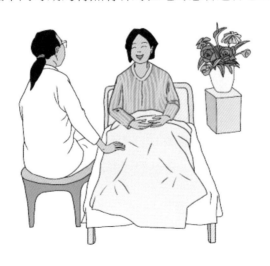

（1）否认期：这一时期，患者对自身的疾病持怀疑态度，认为疾病是误诊，再三要求医护人员进行复查，此期照护者无须将全部病情一次性告知患者，让患者保持希望、逐步接受，以免其遭受剧烈的心理创伤。

（2）愤怒期：在此期，患者已认识到自身病情，但无法接受，容易出现嫉妒、怨恨、无助等情绪，继而谩骂甚至攻击医护人员和（或）家人，以发泄内心不满。因此照护者需向患者提供一定时间、空间，让其疏解自身情绪；注意倾听患者内心想法、与患者真诚交流，理解、克制并忍让患者的不礼貌言行，制止患者的破坏性行为。

（3）协议期：这一时期患者已经接受自身病情，向医生提出救治要求，希望取得很好的治疗效果，会积极、主动地配合治疗、护理工作，照护者可尽量满足患者提出的合理需求，使患者的心理得到满足。

（4）抑郁期：患者意识到疾病已无治愈可能，会出现浓烈的绝望情绪，同时伴随不断恶化的身体状况，患者更容易消沉；照护者可积极鼓励患者，给予充分的关切，让其感受到希望，防止发生意外。

（5）接受期：患者在这期内心归为平静，接纳疾病可能的不良结局，喜好较为安静的环境；照护者应尽可能满足患者的合理要求，为患者提供安静、舒适的环境，并时常陪伴在患者身边。

4.尊严照护与"四道"

尊严照护的宗旨是帮助终末期患者有尊严地离开人世，照护范畴不仅局限于患者的躯体症状管理，也涉及心理及社会家庭感受的关怀。尊严照护的实施首先要将患者视为一个独立的个体，让其因独立而感受到尊重；正视患者的态度和看法，了解和权衡患者的需求，让患者参与确定自己的照护需求，未获得患者同意不擅自做决定。同时要加强与患者的交流，可与其一起回忆过去、展望未来生活，鼓励其与亲近的人进行道爱、道谢、道歉、道别活动，让其感受到继续生活的意义和家庭的温暖。

5.社会支持

社会支持主要包括情感支持、信息支持、物质支持和陪伴支持等。多学科团队工作人员首先要评估患者对社会支持的需求程度、所需要的类型等，然后根据患者个体情况为患者及照护者提供针对性支持。在提供社会支持的过程中，要调动患者及照护者的积极性，并且依靠各种组织团体的帮助，最大限度满足患者的需求。

6.终末期伦理决策冲突

终末期患者的伦理冲突常见于病情告知、拒绝心肺复苏、生命维持治疗等情景。终末期患者可能处于意识障碍状态，此时有关自身的决策常由家属代替。患者此时面临疾病已难治愈的境地，家属从情感上期望延长患者寿命，但可能会增加患者的生理不适，这常常致使决策者面临决策困难。面对终末期伦理决策冲突，我国可借鉴国外预先医疗指示解决经验。首先，坚持知情同意原则，可建立共享决策模式（也是一个过程）。在该过程中，医务人员、患者及家属通过共享医疗相关信息（治疗方案抉择、风险和利益）及家庭的偏好和价值观等信息，共同商定最佳治疗计划。其次，可鼓励患者在意识清楚、具有独立决策能力时，提前与家人、医务人员沟通好治疗意愿（即预立医疗照护计划和预立医疗指示）。最后，可提供一些辅助决策工具（小册子或传单、视频决策援助、计算机个性化决策辅助等）给患者。

三、家属或照护者的哀伤疏导

终末期患者家属或照护者可能面临失去亲人的现实，从而因失落而导致各种情绪困扰。对于这种情况，家属需形成正确的认识，降低焦虑水平，提高自我心理承受能力。一般家属或照护者会经历 4 个不同阶段的心理历程：①逃避阶段；②面对事实阶段；③崩溃、绝望、认同阶段；④重新调整和恢复正常生活阶段。多学科团队工作人员应根据家属或照护者的不同哀伤阶段针对性地给予不同哀伤辅导。例如在逃避阶段，家属或照护者应及时调整自己的心态，以免陷入自责、怀疑自我的境地；在崩溃、绝望、认同阶段，亲人之间应相互关切，增加社会心理支持，以平衡的心态陪伴亲人走向生命的终点。最后，家属或照护者需及时了解患者的病情变化，主动向医护人员了解告别场所，共同参与尸体料理等。除外，在照顾患者的整个过程中，家属或照护者的痛苦也需一定的时间、空间来得以宣泄，否则家属或照护者的不良情绪会直接影响患者的生存质量，甚至影响他们自己的生活质量。另外，应该多关注对特殊群体（未成年人和老年人）的哀伤辅导。

（文　敏）

参考文献

[1] 杨宇飞，陈俊强. 临床肿瘤康复[M]. 北京：人民卫生出版社，2018.

[2] 李秀华. 肿瘤专科护理[M]. 北京：人民卫生出版社，2018.

[3] 王国蓉，皮远萍. 肿瘤专科护理与循证实践[M]. 北京：人民卫生出版社，2016.

[4] M.福迪，E.福迪. 福迪淋巴学[M]. 曹烨民，阙华发，黄广合，等译. 3版. 上海：上海世界图书出版公司，2017.

[5] Gorski LA. The 2016 infusion therapy standards of practice[J].Home Healthe Now,2017.35(1):59–61.

[6] 江超，陈维维. 呼吸康复专项护理在肺癌肺切除术患者围手术期全程干预中的应用效果[J]. 护理实践与研究，2021，18（12）：1844–1846.

[7] 周易，向绪政，杨艳莉. 食管癌围手术期舒适护理的价值分析[J]. 食管疾病，2021，3（02）：150–152.

[8] 欧阳婉爱，莫伟斌，赵辉. 自我管理导向下5A护理模式对肝胆胰外科恶性肿瘤术后患者的影响[J]. 齐鲁护理杂志，2021，27（12）：25–28.

[9] 张娟，陈小红，吴美华. 自我管理培训在胃癌患者居家期间疼痛管理中应用的效果评价[J]. 中国实用护理杂志，2012（22）：63–65.

[10] 潘婷婷，姚翠. 快速康复外科理念在达芬奇机器人结直肠癌根治术围术期护理中的应用[J]. 腹腔镜外科杂志，2021，26（6）：476–477.

[11] 宗盈，田甜. 全程营养管理对卵巢癌围手术期加速康复干预效果分析

[J]. 现代医药卫生, 2021, 37 (11) : 1935–1937.

[12] 张乐, 宋锴澄, 申乐. 加速康复外科理念推动下的多模式术后恶心呕吐管理策略:《第四版术后恶心呕吐管理指南》解读[J/OL]. 协和医学杂志:1–13[2021–07–07].http://222.197.129.105:9004/kcms/detail/11.5882.R.20210607.1717.012.htmL.

[13] 童静韬, 王颖, 褚彦香, 等. 乳腺癌病人综合康复护理研究进展[J]. 护理研究, 2021, 35 (11) : 1975–1978.

[14] 吴倩倩, 方秀新, 杨祯. 腹部手术患者肺康复干预研究进展[J]. 当代护士 (中旬刊), 2021, 28 (6) : 21–23.

[15] 梁寅寅, 甘秀妮, 陈文均. 个案管理联合同伴教育对乳腺癌患者术后上肢功能康复的效果研究[J]. 山西医药杂志, 2021, 50 (10) : 1746–1749.

[16] 刘建平. 自我管理模式对乳腺癌术后患者生命质量的影响[D]. 唐山: 华北理工大学, 2016.

[17] 区锦英, 周小叶, 戴秋梅. 安全快速康复任务驱动式术后饮食管理探索在卵巢癌根治术后胃肠功能恢复中的应用研究[J]. 黑龙江医学, 2021, 45 (10) : 1034–1035.

[18] 和晓美, 杨军, 崔健, 刘文玲. 基于故事理论的照护模式在乳腺癌康复期患者症状群管理中的应用[J]. 齐鲁护理杂志, 2021, 27 (10) : 15–18.

[19] 王日娟, 梁桂花, 蔡云霞, 张春, 李玉蓉. 快速康复外科逐日目标清单在大肠癌患者围术期管理中的应用[J]. 中国临床护理, 2021, 13 (5) : 295–297+301.

[20] 周春燕, 李红云, 李忻宇, 郭柯璇, 文红英. 加速康复外科疼痛管理在老年食管癌手术病人护理中的应用[J]. 全科护理, 2020, 18 (19) :

2396–2398.

[21] 朱欣, 张瑜. 老年妇科肿瘤患者围手术期管理及手术加速康复[J]. 实用妇产科杂志, 2019, 35 (8): 576–577.

[22] 黄丽娟, 成晓凤, 韩焱同, 等. 院外延续营养干预对胃癌切除术患者康复及营养管理效果的影响[J]. 青岛医药卫生, 2021, 53 (2): 157–159.

[23] 张曦, 杜雪, 王荣, 等. 乳腺癌术后患者自我管理与生活质量的纵向研究[J]. 护理学杂志, 2021, 36 (6): 41–43.

[24] 苗自玲, 袁堂玲. 老年肿瘤病人化疗期间焦虑、癌性疼痛与疼痛自我效能的相关性研究[J]. 全科护理, 2018, 16 (25): 3167–3169.

[25] 孔为民, 张赫. 妇科肿瘤治疗后下肢淋巴水肿专家共识[J]. 中国临床医生杂志, 2021, 49 (2): 149–155.

[26] 杨雪, 张曦, 杜雪, 等. 乳腺癌术后病人自我管理能力与生活质量的纵向研究[J]. 全科护理, 2020, 18 (36): 5133–5136.

[27] 柏素萍, 曹松梅, 贾莹莹, 等. 乳腺癌相关淋巴水肿患者运动管理的最佳证据总结[J]. 现代临床护理, 2020, 19 (12): 54–61.

[28] 韦翠玲, 秦玉娟, 黄晓云. 妇科恶性肿瘤术后患者化疗期间症状体验与自我管理效能感的相关性分析[J]. 当代护士（中旬刊）, 2020, 27 (11): 89–91.

[29] 张怡. 个案管理护理模式对乳腺癌术后患者自我管理能力及生活质量的影响[J]. 心理月刊, 2020, 15 (20): 175–176.

[30] 王红花, 刘佳, 陈小芳, 等. 患者参与饮食管理对围术期直肠癌患者营养状况和术后康复的影响[J]. 浙江医学教育, 2020, 19 (5): 46–48+3.

[31] 张国华, 王强, 赵丽云, 等. 中国老年结直肠肿瘤患者围手术期管理专家共识（2020版）[J]. 中华结直肠疾病电子杂志, 2020, 9 (4): 325–334.

[32]李伟, 陈一秋, 郭盼盼, 等. 全程营养管理模式在泌尿系统恶性肿瘤手术患者加速康复中的应用[J].同济大学学报(医学版), 2020, 41(4): 487-491.

[33]乔丽萍, 王婉荧, 王剑鹰. 延续性干预管理模式对子宫内膜癌术后康复的作用[J]. 中国肿瘤临床与康复, 2020, 27(7): 868-870.

[34]徐波, 耿翠芝, 陆箴琦, 等. 肿瘤治疗血管通路安全指南[M]. 北京: 中国协和医科大学出版社, 2015.

[35]杨萍萍. 主动呼吸循环技术辅以情绪管理在肺癌患者术后肺康复中的研究[D]. 青岛: 青岛大学, 2020.

[36]赵慧慧, 周春兰, 吴艳妮, 李文姬, 李晓瑾, 刘丽萍, 陈丽玲. 乳腺癌相关淋巴水肿患者运动指导方案的证据总结[J]. 中华护理杂志, 2020, 55(5): 779-785.

[37]外周淋巴水肿诊疗的中国专家共识[J]. 中华整形外科杂志, 2020 (4): 355-360.

[38]贾葵, 唐梦娟, 何敏英, 等. 营养管理在胃癌加速康复外科治疗病人中的应用[J]. 循证护理, 2020, 6(3): 283-285.

[39]欧琼珊, 张椿娜, 傅若珊, 等. 基于快速康复外科理念的多学科合作模式镇痛管理在胃肠肿瘤患者中的应用研究[J]. 中国医药科学, 2020, 10(5): 230-233.

[40]贺亚丽, 李姣莉, 肖亚明. 延续护理对乳腺癌术后患者自我管理能力的影响[J]. 当代护士(下旬刊), 2020, 27(1): 113-115.

[41]李珍文, 许远娥. 乳腺癌术后康复期实施5S健康教育管理模式对促进健康生活习惯养成的价值[J]. 中国性科学, 2019, 28(11): 150-153.

[42]赵波. 同伴式护理模式对肺癌化疗患者治疗依从性及生活质量的影响[J]. 当代护士(下旬刊), 2019, 26(10): 119-121.

[43] 姜振娟, 郭琳, 崔晓梅, 等. 循环质量管理护理模式对宫颈癌患者自我管理及康复进程的影响[J]. 中国肿瘤临床与康复, 2019, 26（9）: 1115-1117.

[44] 宋阳阳, 曾诗颖, 朱渊. 食管癌术后患者居家康复体验的研究[J]. 中国护理管理, 2019, 19（8）: 1204-1207.

[45] 田艳芝, 张玲玲, 焦红朵. 基于护士主导的自我管理教育对食管癌术后患者生活质量的影响[J]. 航空航天医学杂志, 2018, 29（12）: 1555-1556.

[46] 张红娟, 许海荣, 李巧梅, 张惠杰, 李梅. 影响胃癌化疗期间患者癌性疲乏发生的危险因素分析及自我管理模式的干预效果研究[J]. 现代肿瘤医学, 2019, 27（23）: 4238-4242.

[47] 刘庆华. 自我管理并自我效能干预对化疗期胃癌病人癌因性疲乏、自我效能及生命质量影响[J]. 精准医学杂志, 2018, 33（5）: 440-443.

[48] 陈美燕, 应燕萍, 黄家莲, 等. 胃癌患者化疗期间营养支持体验的质性研究[J]. 世界华人消化杂志, 2018, 26（27）: 1592-1597.

[49] 焦颖. 自我管理护理干预在提高肺癌术后化疗患者自我护理水平和自我效能感中的应用[J]. 河北医学, 2018, 24（8）: 1394-1397.

[50] 李国正. 精细化护理对食管癌化疗患者自我管理和生活质量的影响[J]. 肿瘤基础与临床, 2020, 33（3）: 253-255.

[51] 陶楠. 自我管理项目在肿瘤化疗病人PICC置管理中的应用[J]. 全科护理, 2017, 15（19）: 2388-2390.

[52] 张燕, 严晓霞, 曹燕华. 肺癌患者化疗期间自我饮食管理体验的质性研究[J]. 护士进修杂志, 2016, 31（17）: 1604-1606.

[53] 袁媛, 雷娥, 孙军. 支持教育系统对乳腺癌患者术后自我管理效能感的影响[J]. 检验医学与临床, 2016, 13（13）: 1843-1844.

[54]宫伟利. 延续性自我管理对肺癌患者癌因性疲乏和生命质量的影响
[J]. 护理管理杂志, 2015, 15(10): 746-747.

[55]徐小芹, 黄柳环. 乳腺癌术后化疗患者自我管理行为的研究[J]. 医疗装
备, 2015, 28(11): 185-186.

[56]顾磊. 护理干预对肺癌患者化疗期间睡眠障碍的影响[J]. 齐齐哈尔医
学院学报, 2015, 36(15): 2294-2295.

[57]陈月梅. 自我管理护理对肺癌化疗患者自我护理能力及生活质量的影
响[J]. 国际护理学杂志, 2015, 34(7): 942-944.

[58]刘勇, 王维峰, 乔雪媛, 等. 多维度护理干预对癌症病人化疗期间生活
质量的影响[J]. 护理实践与研究, 2013, 10(14): 15-17.

[59]李晔雄. 肿瘤放射治疗学[M]. 北京: 中国协和医科大学出版社, 2018.

[60]殷蔚伯. 肿瘤放射治疗学[M]. 北京: 中国协和医科大学出版社, 2007.

[61]曾益新. 肿瘤学[M]. 北京: 人民卫生出版社, 2014.

[62]殷蔚伯. 肿瘤放射治疗手册 [M]. 北京: 中国协和医科大学出版社,
2009.

[63]郑莹. 健康生活方式降低癌症风险[J]. 健康向导, 2021, 27(3): 59.

[64]何裕民. 癌症患者的人性化呵护及其全程管理[J]. 医学与哲学, 2019,
40(24): 9-12+18.

[65]李必波, 罗治彬, 闫东. 癌症患者的全程管理[J]. 中华介入放射学电子
杂志, 2019, 7(3): 185-189.

[66]赵毛妮, 李秋芳, 崔芳芳, 等. 癌症患者健康促进生活方式研究进展及
启示[J]. 社区医学杂志, 2018, 16(24): 1813-1816.

[67]谭敦民. 5大要素促癌症康复[J]. 人生与伴侣(月末版), 2017(11):
16-17.

[68]金昌凤. 癌症康复的几大要素[J]. 科学养生, 2017(10): 24-26.

[69] 李敏. 出院随访在癌症患者康复过程中的重要意义[J]. 中医临床研究, 2016, 8（17）：135–137.

[70] 姜玮. 癌症康复期的护理研究[J]. 中外医疗, 2015, 34（18）：149–150+153.

[71] 赵新萍. 128例瘢痕瘤切除后放射治疗疗效分析[J]. 临床医药实践, 2012, 21（12）：953–954.

[72] 哈斯也提·外里, 裴园丽, 杨杰, 王宁, 古力米拉. 48例瘢痕瘤放射治疗临床疗效分析[J]. 新疆医学, 2011, 41（12）：85–87.

[73] 崔慧娟, 小徐. 癌症康复后的重要任务——定期复查[J]. 中老年保健, 2009（9）：16–17.

[74] 刘丽丽. 癌症患者放化疗后康复期的护理干预[J]. 临床肺科杂志, 2009, 14（5）：704.

[75] 张广伟, 曹金红, 任福林. 肿瘤患者定期复查骨显像的临床意义[J]. 实用医技杂志, 2009, 16（4）：295.

[76] 于明薇. 如何安排复查、接受随访?[J]. 抗癌之窗, 2008（6）：31.

[77] 晏晓波, 杨秀云. 癌症患者康复期自我护理指导[J]. 齐鲁护理杂志, 2008（9）：30.

[78] 王力秋. 癌症患者放化疗后康复期的护理体会[J]. 实用医技杂志, 2008（4）：493–494.

[79] 徐晓薇, 孙世良, 唐新生, 等. 49例瘢痕瘤放射治疗疗效分析[J]. 重庆医学, 2004（5）：767.

[80] 王力秋, 吕慧清, 邴玲. 癌症患者化疗后康复期的护理[J]. 职业与健康, 1999（8）：57.

[81] 毕研霞, 洪忠新, 张立红, 等. 肿瘤化疗患者存在营养风险的相关因素研究[J]. 中国全科医学, 2018.21（6）：694–697.

［82］李素霞, 袁晓燕, 张志华. 晚期肿瘤患者的临终护理[J]. 临床合理用药杂志, 2013（19）: 131.

［83］庄亚贤, 闵琦芬. 临终关怀护理对晚期肿瘤患者生活质量的影响及护理体会[J]. 中国肿瘤临床与康复, 2015, 22（9）: 1139-1141.

［84］邓雅梅, 骆惠玉, 柯熹, 等. 肿瘤科医护人员对癌症个案管理体验的质性研究[J]. 中国癌症防治杂志, 2018, 10（6）: 479-483.

［85］Lee Myung Kyung, Park Soo Yeun, Choi Gyu-Seog.Facilitators and Barriers to Adoption of a Healthy Diet in Survivors of Colorectal Cancer[J].Journal of Nursing Scholarship: an official publication of Sigma Theta Tau International Honor Society of Nursing, 2019, 51（5）: 116.

［86］苏芳. 晚期肿瘤患者的临终关怀[J]. 浙江中医药大学学报, 2013, 37（6）: 821-822.

［87］洪忻, 王琛琛, 周海茸, 等. 南京市社区慢性病自我管理实施的效果评价[J]. 中华健康管理学杂志, 2018, 12（6）: 523-529.

［88］郎晓慧, 白玉贤. 基于死亡教育的姑息性护理对晚期胃癌患者负性情绪和生活质量的影响[J]. 中国肿瘤临床与康复, 2017, 11（2）: 210-213.

［89］COELHO A, PAROLA V, CARDOSO D, et al. Use of nonpharmacological interventions for comforting patients in palliative care: a scoping review[J].JBI Database of Systematic Reviews and Implementation Reports, 2017, 15（7）: 1867-1904.

［90］李芷悦, 李峰, 张煜, 等. 中西医 "芳香疗法" 发展路径的比较研究[J]. 中国医药导报, 2017, 14（28）: 93-96.

［91］ZORBA P, OZDEMIR L.The preliminary effects of massage and inhalation aromatherapy on chemotherapy–induced acute nausea and vomiting： a quasi–randomized controlled pilot trial[J].Cancer Nurs，2018，5（9/10）： 359–366.

[92] 王旭梅，王莉，王希思，等. 芳香疗法在高危神经母细胞瘤患儿化疗相关恶心呕吐中的应用研究[J]. 护理研究，2017，31（22）：2712–2717.

[93] 方婷，马红梅，王念，等.芳香疗法应用研究进展[J]. 护理研究，2019，33（23）：4093–4095.

[94] AMERICAN MUSIC THERAPY ASSOCIATION.About music therapy and AMTA[EB/OL].[2019–08–20].https：//www.music therapy. org / about/music therapy/.

[95] LEE W P, WU P Y, LEE M Y, et al.Music listening alleviates anxiety and physiological responses in patients receiving spinal anesthesia[J]. Complement Ther Med, 2017, 3（1）：8–13.

[96] 曾媛，杨莹，刘瑞涛，等. 音乐治疗在生理心理疾病的应用[J]. 基因组与应用生物学，2015，34（7）：1575–1578.

[97] 李舜伟，李焰生，刘若卓，等. 中国偏头痛诊断治疗指南[J]. 中国疼痛医学杂志，2011，17（2）：65–86.

[98] 李亚秦. 音乐疗法结合心理护理干预无先兆偏头痛的疗效观察[J]. 中国医药指南，2013，11（16）：356–357.

[99] 石金金. 积极心理暗示联合放松训练对食管癌放化疗患者应激反应及应对方式的影响[J]. 医学临床研究，2018，35（10）：2008–2010.

[100] 冀敏，于雅婷. 心理暗示疗法在关节置换术患者中的应用[J]. 齐鲁护理杂志，2020，26（16）：74–76.

[101] The SUPPORT Principal Investigators.A controlled trial to improve care for seriously ill hospitalized patients. The study to understand prognoses

and preferences for outcomes and risks of treatments (SUPPORT) [J].
JAMA, 1995, 274（20）: 1591-1598.

[102] Harstäde CW, Blomberg K, Benzein E, et al. Dignity-conserving care
actions in palliative care: an integrative review of Swedish research[J].
Scandinavian Journal of Caring Sciences. Epub ahead of print May 16,
2017].

[103] Hemati Z, Ashouri E, AllahBakhshian M, et al. Dying with dignity:
a concept analysis[J]. Journal of Clinical Nursing, 2016, 25 (9-10):
1218-1228.

[104] 郑佳萍, 孙伟, 蒋中陶. 癌症临终患者家属的哀伤护理研究进展[J]. 上
海医药, 2014, 35 (8): 38-41.

第六章
如何省钱

第一节　原则与技巧

　　肿瘤性疾病诊疗费用较高，看病时不能打折也不能讨价还价，给需要就医的人员带来较大的经济负担。如果能够掌握一些原则和技巧，还是可以省下不少费用。

一、重视早筛

　　肿瘤疾病发现越早，治疗效果越好，也会节约不少治疗费用。早发现的途径就是体检筛查——我们可以根据自身的实际情况和危险因素，如年龄、肿瘤家族史、生活习惯等，积极开展肿瘤专项体检筛查，一旦发现有癌前病变或早期肿瘤，尽早治疗。

二、积极参保

肿瘤疾病诊疗费用较高，对普通家庭来说，看病的压力比较大。通过积极参加社会医疗保险（城镇职工医疗保险和城乡居民医疗保险）和商业保险，可以享受医疗报销政策，能最大限度减少个人支出费用。

三、到正规医院就诊

市面上关于肿瘤治疗的医院和药品等宣传广告较多，就诊前不要轻易相信广告，要到正规的肿瘤专科医院或者综合性医院的肿瘤科诊治，避免上当受骗花冤枉钱。如果要到外地医院就诊，可先通过医院公众号线上预约挂号，以节约时间和由此产生的住宿费等。

四、初诊可挂普通号

医院的专家号通常很抢手，挂号费较普通号高，也比较难预约。初次就诊因缺少相应的检查报告，难以确定诊疗方案。这种情况下，没必要挂专家号，可预约普通号先做相应的检查，待检查结果出来后再挂专家号。

五、多看健康类书籍

具备一定的健康知识，可以帮助我们增加对疾病的了解，识别早期症状，明确就医需求和时机，也可以节省相应的诊治费用。平时可多看健康书籍和健康科普相关视频、图文等，提高健康素养。

第二节　参加保险

一、参保的重要性

【案例 1】

某在校学生，20 岁，参加了城乡居民基本医疗保险和大病保险，患恶性肿瘤先后治疗共花费 15 万元，城乡居民基本医保报销 9.69 万元，大病保险报销 1.7 万元，共计报销 11.39 万元，个人自付 3.61 万元，保险大大减轻了患者及其家庭的医疗负担。

【案例 2】

某男，51 岁，在职职工，参加了城镇职工基本医疗且购买了 3 份商业医疗保险，其中含 2 个重疾险、1 个住院医疗保险。其患肺癌后单次住院治疗费用 7.3 万元，职工医保报销 3.6 万元，保险公司报销 3.3 万元，个人自付 4 千元；重疾险赔付了 30 万元，解除了患者的后顾之忧。

恶性肿瘤治疗费用较高，参加医疗保险可以防范和化解医疗费用风险，大大减轻患者的经济负担，解除其后顾之忧，使其安心治病。由于社会医疗保险（包括城镇职工医疗保险、城乡居民医疗保险）报销有严格的限制，很多新药、进口药、价格较贵的药都不在报销范围之内。除此之外，在疾病期间经常发生的费用，比如营养费、护工费、误工费等更不在报销范围之内。如个人经济条件能够负担，除参加社会医疗保险外，最好能再购买一些商业医疗保险。

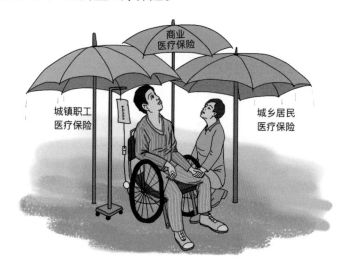

二、医疗保险类型

在我国，目前医疗保险类型有城镇职工医疗保险、城乡居民医疗保险等社会医疗保险和商业医疗保险，各类保险筹资方式、缴费频率、使用方式和适合对象见表6-1。

表6-1　各类医疗保险筹资方式及适合对象

医疗保险类型	筹资方式	缴费频率	使用方式	适合对象
城镇职工医疗保险	用人单位和个人共同缴纳	每月缴费1次	实行社会统筹和个人账户相结合，统筹基金主要支付大额支出和住院医疗费用；个人账户可支付小额支出和门诊医疗费用，且可家庭成员共享	有工作单位或从事个体经济的在职职工和退休人员
城乡居民医疗保险	居民个人（家庭）缴费为主，政府适当补助	每年缴费1次	支付大额支出和住院医疗费用，无个人账户	①具有城镇户籍的没有工作的老年居民、低保对象、重度残疾人、学生、儿童及其他城镇非从业人员；②农村居民
商业医疗保险	个人缴费或单位缴费	每年缴费1次	支付大额支出和住院医疗费用，无个人账户	有支付能力，自愿参加的个人或用人单位

三、各类医疗保险如何参保

（一）城镇职工医疗保险

有工作单位的人员参保，由单位统一办理，入职即购买保险。灵活就业人员参保流程如图6-1所示。

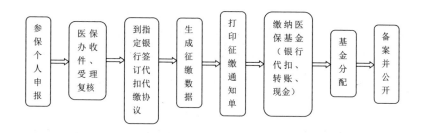

图6-1　城镇职工医疗保险（灵活就业人员）参保流程

（二）城乡居民医疗保险

城乡居民参保由所在村（社区）负责办理居民个人参保登记和缴费手续，在校学生、在园（所）幼儿原则上以学校（园、所）为单位集中参保登记缴费，缴费期为每年9月1日至12月31日。新生儿出生后90天内由代理人携带新生儿户口本或《出生医学证明》、新生儿父母任意一方的社会保障卡或身份证等有效证件资料在户籍所在地参保。

（三）商业医保

1.商业医保分类

商业医疗保险可分为普通医疗保险、意外伤害医疗保险、住院医疗保险、手术医疗保险、重大疾病保险和特种疾病保险，各类型保险的内涵和承保方式如表6-2所示。

表6-2　商业保险分类

保险类型	内涵	承保方式
普通医疗保险	该险种是医疗保险中保险责任最广泛的一种，负责被保险人因疾病和意外伤害支出的门诊医疗费和住院医疗费	一般采用团体方式承保，或者作为个人长期寿险的附加责任承保，一般采用补偿方式给付医疗保险金，并规定每次最高限额
住院医疗保险	该险种负责被保险人因疾病或意外伤害需要住院治疗时支出的医疗费，不负责被保险人的门诊医疗费	既可以采用补偿给付方式，也可以采用定额给付方式
手术医疗保险	该险种属于单项医疗保险，只负责被保险人因施行手术而支出的医疗费，不论是门诊手术治疗还是住院手术治疗	手术医疗保险可以单独承保，也可以作为意外保险或人寿保险的附加险承保。采用补偿方式给付的手术医疗保险，只规定作为累计最高给付限额的保险金额，定额给付的手术医疗保险，保险公司只按被保险人施行手术的种类定额给付医疗保险费
重大疾病保险	特定重大疾病，如恶性肿瘤、心肌梗死、脑出血等发生时，当被保人达到保险条款所约定的重大疾病状态后，根据保险合同约定支付保险金的商业保险	提前给付型：只赔付一次，赔付完之后，保单即终止失效。额外给付型：只要发生重疾就给付重大疾病保险金保额，给付后保单继续有效，后续如果身故并且产品或产品组合里有提供身故责任的相关保险，再给付一次身故保险金
特种疾病保险	该险种以被保险人患特定疾病为保险事故。当被保险人被确诊为患某种特定疾病时，保险人按约定的金额给付保险金，以满足被保险人的经济需要	一份特种疾病保险的保单可以仅承保某一种特定疾病，也可以承保若干种特定疾病。可以单独投保，也可以作为人寿保险的附加险投保，一般采用定额给付方式，保险人按照保险金额一次性给付保险金后，保险责任即终止

2.参保流程

商业医保的参保流程包括以下步骤（见图6-2）：

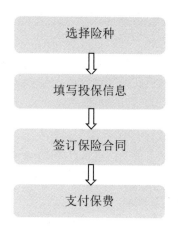

图6-2　商业医保的参保流程

四、特殊疾病门诊报销

全国各省市、地区特殊疾病门诊报销的相关规定有所不同，纳入特殊疾病门诊报销的病种、报销流程和范围以当地的规定为准。以四川省成都市为例，特殊疾病门诊报销的病种，申报认定、审批、结算流程，报销范围和相关注意事项如下。

（一）门诊特殊疾病病种

第一类：阿尔茨海默病、脑血管所致精神障碍、癫痫所致精神障碍、精神分裂症、躁狂症、抑郁症、双相情感障碍、焦虑症、强迫症。

第二类：高血压、糖尿病、风湿性心脏病、高血压性心脏病、冠状动脉粥样硬化性心脏病、慢性肺源性心脏病、脑血管意外后遗症、肝硬化、帕金森病、硬皮病、地中海贫血、干燥综合征、重症肌无力、类风湿关节炎。

第三类：结核病、慢性活动性肝炎、甲状腺功能亢进、甲状腺功能减退、慢性阻塞性肺疾病、青光眼。

第四类：恶性肿瘤、器官移植术后的抗排斥治疗、再生障碍性贫血、骨髓增生异常综合征、系统性红斑狼疮、肾病综合征、慢性肾脏病门诊血透、血友病、肝豆状核变性、普拉德－威利综合征、原发性生长激素缺乏症。

（二）门诊特殊疾病的申报认定、审批、结算

初次申请需提供本人医保电子凭证或有效身份证件或社会保障卡、病例资料、检查资料等到成都市门诊特殊疾病认定机构进行病种认定并获取门诊特殊疾病认定申请表，然后持认定表、病人医保卡原件及身份证、医保卡正反面复印件办理门特手续制定治疗方案，方案有效期3个月，到期后需结算并重新申请下一周期治疗方案。

（三）门特疾病的报销范围

医疗保险只支付治疗该疾病的特定药品、检查和治疗费用。

（四）注意事项

1.就医要求
应提供医保电子凭证或有效身份证件或社会保障卡等身份

验证资料。

2.记账要求

门特审批成功后，病员需到结算科门特记账窗口缴纳预交金，其后方案内检查和药品费用均在结算科门特记账窗口采取记账方式结算，若自行在门诊现金缴费，统筹基金不予支付。

3.费用结算

费用以 3 个月为一个结算周期（特殊情况除外），一个结算周期内，参保人员只能选择 1 家治疗机构就医，参保人员患精神类或传染类合并其他类门诊特殊疾病病种的，可以同时选择 1 家专科性医疗机构和 1 家综合性医疗机构作为治疗机构。

审核治疗有效期内参保人员若需住院，住院期间不得发生门诊特殊疾病医疗费，如确因病情需要，产生的药品、检查、治疗等门诊特殊疾病医疗费用不得与住院费用重复。

第三节　医疗保险如何报销

一、城镇职工医疗保险

1.区域内定点医疗机构住院报销程序

携带门诊医生开具的住院单到住院收费处窗口办理住院手续并出示医保卡，然后按医院的等级交纳一定的门槛费，入院检查、治疗，出院后到医院的医保结算处结账。相关流程如图

6-3所示。

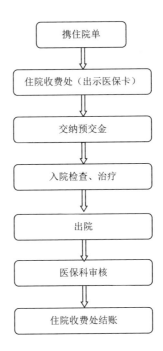

图6-3　区域内定点医疗机构住院报销程序

2.异地住院报销程序

异地住院需要先带齐相关材料（如社保卡、身份证、异地就医登记表等）在参保地社保局备案，备案时需要选择定点医院，治疗后出院时可直接办理医保结算。

二、城乡居民医疗保险

城乡居民医疗保险报销程序有如下步骤：

（1）参保患者基层首诊。若因病情需要需转入上级定点医院治疗，应由首诊医疗机构出具转院证明。

（2）患者凭转院证明、本人身份证（户口薄）、参保证等证件和医院规定资料办理入院。

（3）住院时所用姓名必须与身份证、参保证等内容相符合。

（4）患者康复出院，凭住院结算发票、参保证、患者或代办人身份证（户口薄）等相关资料到医院医保窗口办理报销手续。

三、商业医疗保险

商业医疗保险报销有门诊类和住院类，但一般流程都类似，主要包括以下步骤：

（1）及时报案。被保险人一旦有不幸发生应该及时向所投保的保险公司报案，否则超过保险公司规定的时间后报案保险公司是有理由拒赔的。

（2）理赔受理。被保险人要按照条款或协议约定的要求提交理赔材料，对符合受理要求的，保险公司予以受理。

（3）理赔审核。保险公司专业理赔人员对事件进行审核并做出理赔决定。

（4）商业医疗保险报销如果获得保险公司认可，那么在几个工作日后即可获得赔款。

对于商业门诊保险报销和住院类医疗报销需要准备的材料

是不一样的，如商业门诊类医疗保险报销需要准备 3 种材料：

（1）被保险人身份证明复印件。

（2）医疗费收据原件（附门诊医疗收费项目明细）。

（3）医疗手册、处方、检查单、化验单等原件。

商业住院类医疗保险报销需要准备的材料有：

（1）被保险人身份证明复印件。

（2）病历复印件加盖医院章。

（3）医疗费收据原件，住院医疗收费项目明细原件。

（4）医疗手册、处方、检查单、化验单等原件。

（5）出院诊断证明（由医院提供并盖章）。

（6）有社保报销的需提供社保理赔分割单。

（武文博）